国家卫生和计划生育委员会"十二五"规划教材

全国中等卫生职业教育教材

供农村医学专业用

传染病防治

主　编　杨　霖　曹文元

编　者（以姓氏笔画为序）

杨　霖（四川省阿坝卫生学校）

杨传林（安徽省淮南卫生学校）

张晓琼（四川省甘孜卫生学校）

帕　丽（新疆伊宁卫生学校）

赵继续（四川省阿坝卫生学校）

曹文元（福建省龙岩卫生学校）

人民卫生出版社

图书在版编目（CIP）数据

传染病防治/杨霖,曹文元主编.—北京:人民卫生出版社,
2015

ISBN 978-7-117-20380-7

Ⅰ.①传… Ⅱ.①杨…②曹… Ⅲ.①传染病防治-中等
专业学校-教材 Ⅳ.①R183

中国版本图书馆 CIP 数据核字(2015)第 042227 号

人卫智网	www.ipmph.com	医学教育、学术、考试、健康,
		购书智慧智能综合服务平台
人卫官网	www.pmph.com	人卫官方资讯发布平台

传染病防治

主　　编：杨　霖　曹文元
出版发行：人民卫生出版社(中继线 010-59780011)
地　　址：北京市朝阳区潘家园南里 19 号
邮　　编：100021
E - mail：pmph @ pmph.com
购书热线：010-59787592　010-59787584　010-65264830
印　　刷：中农印务有限公司
经　　销：新华书店
开　　本：787×1092　1/16　印张：10　插页：1
字　　数：250 千字
版　　次：2015 年 4 月第 1 版　2021 年 11 月第 1 版第 10 次印刷
标准书号：ISBN 978-7-117-20380-7
定　　价：25.00 元
打击盗版举报电话：010-59787491　E-mail：WQ @ pmph.com
质量问题联系电话：010-59787234　E-mail：zhiliang @ pmph.com

出版说明

为全面贯彻党的十八大和十八届三中、四中全会精神,依据《国务院关于加快发展现代职业教育的决定》要求,更好地服务于现代卫生职业教育快速发展的需要,适应卫生事业改革发展对医药卫生职业人才的需求,贯彻《医药卫生中长期人才发展规划(2011—2020年)》《现代职业教育体系建设规划(2014—2020年)》文件精神,人民卫生出版社在教育部、国家卫生和计划生育委员会的领导和支持下,按照教育部颁布的《中等职业学校专业教学标准(试行)》医药卫生类(第一辑)(简称《标准》),由全国卫生职业教育教学指导委员会(简称卫生行指委)直接指导,经过广泛的调研论证,成立了中等卫生职业教育各专业教育教材建设评审委员会,启动了全国中等卫生职业教育第三轮规划教材修订工作。

本轮规划教材修订的原则:①明确人才培养目标。按照《标准》要求,本轮规划教材坚持立德树人,培养职业素养与专业知识、专业技能并重,德智体美全面发展的技能型卫生专门人才。②强化教材体系建设。紧扣《标准》,各专业设置公共基础课(含公共选修课)、专业技能课(含专业核心课、专业方向课、专业选修课);同时,结合专业岗位与执业资格考试需要,充实完善课程与教材体系,使之更加符合现代职业教育体系发展的需要。在此基础上,组织制订了各专业课程教学大纲并附于教材中,方便教学参考。③贯彻现代职教理念。体现"以就业为导向,以能力为本位,以发展技能为核心"的职教理念。理论知识强调"必需、够用";突出技能培养,提倡"做中学、学中做"的理实一体化思想,在教材中编入实训(实验)指导。④重视传统融合创新。人民卫生出版社医药卫生规划教材经过长时间的实践与积累,其中的优良传统在本轮修订中得到了很好的传承。在广泛调研的基础上,再版教材与新编教材在整体上实现了高度融合与衔接。在教材编写中,产教融合、校企合作理念得到了充分贯彻。⑤突出行业规划特性。本轮修订紧紧依靠卫生行指委和各专业教育教材建设评审委员会,充分发挥行业机构与专家对教材的宏观规划与评审把关作用,体现了国家卫生计生委规划教材一贯的标准性、权威性、规范性。⑥提升服务教学能力。本轮教材修订,在主教材中设置了一系列服务教学的拓展模块;此外,教材立体化建设水平进一步提高,根据专业需要开发了配套教材、网络增值服务等,大量与课程相关的内容围绕教材形成便捷的在线数字化教学资源包,为教师提供教学素材支撑,为学生提供学习资源服务,教材的教学服务能力明显增强。

人民卫生出版社作为国家规划教材出版基地,获得了教育部中等职业教育专业技能课教材选题立项24个专业的立项选题资格。本轮首批启动了护理、助产、农村医学、药剂、制药技术专业教材修订,其他中职相关专业教材也将根据《标准》颁布情况陆续启动修订。

农村医学专业编写说明

2010年，教育部公布《中等职业学校专业目录（2010年修订）》，新设农村医学专业，目的是培养适合农村基层医疗卫生机构的实践能力较强的技能型医学专门人才，从事常见病、多发病的医疗服务、公共卫生服务、健康管理及康复指导等工作。人民卫生出版社积极落实教育部、国家卫生和计划生育委员会相关要求，推进《标准》实施，在卫生行指委指导下，进行了认真细致的调研论证工作，规划并启动了教材的编写工作。

本轮农村医学专业规划教材与《标准》课程结构对应，设置公共基础课（含公共选修课）、专业技能课（含专业核心课、专业选修课）教材。专业核心课教材与《标准》一致共11种；考虑到学生参加执业助理医师资格考试及农村基层医疗卫生工作需要，专业选修课教材在《标准》建议的基础上增设为13种；教材中，《外科疾病防治》含皮肤病内容，《妇产科疾病防治》含优生优育内容，《公共卫生学基础》含地方病防治内容，《传染病防治》含性传播疾病内容。

本轮教材编写力求贯彻以学生为中心、贴近岗位需求、服务教学的创新教材编写理念，教材中设置了"学习目标""病例/案例""知识链接""考点提示""本章小结""目标测试""实训/实验指导"等模块。"学习目标""考点提示""目标测试"相互呼应衔接，着力专业知识掌握，提高执考应试能力。尤其是"病例/案例""实训/实验指导"模块，通过真实案例激发学生的学习兴趣、探究兴趣和职业兴趣，满足了"真学、真做、掌握真本领""早临床、多临床、反复临床"的新时期卫生职业教育人才培养新要求。

本系列教材将于2015年7月前全部出版。

全国卫生职业教育教学指导委员会

第一届全国中等卫生职业教育
农村医学专业教育教材建设评审委员会

护理专业

序号	教材名称	版次	主编		课程类别	配套教材
1	解剖学基础 *	3	任 晖	袁耀华	专业核心课	√
2	生理学基础 *	3	朱艳平	卢爱青	专业核心课	
3	药物学基础 *	3	姚 宏	黄 刚	专业核心课	√
4	护理学基础 *	3	李 玲	蒙雅萍	专业核心课	√
5	健康评估 *	2	张淑爱	李学松	专业核心课	√
6	内科护理 *	3	林梅英	朱启华	专业核心课	√
7	外科护理 *	3	李 勇	俞宝明	专业核心课	√
8	妇产科护理 *	3	刘文娜	闫瑞霞	专业核心课	√
9	儿科护理 *	3	高 凤	张宝琴	专业核心课	√
10	老年护理 *	3	张小燕	王春先	老年护理方向	√
11	老年保健	1	刘 伟		老年护理方向	
12	急救护理技术	3	王为民	来和平	急救护理方向	√
13	重症监护技术	2	刘旭平		急救护理方向	
14	社区护理	3	姜瑞涛	徐国辉	社区护理方向	√
15	健康教育	1	靳 平		社区护理方向	

助产专业

序号	教材名称	版次	主编	课程类别	配套教材
1	解剖学基础*	3	代加平 安月勇	专业核心课	√
2	生理学基础*	3	张正红 杨汎雯	专业核心课	√
3	药物学基础*	3	张 庆 田卫东	专业核心课	√
4	基础护理*	3	贾丽萍 宫春梓	专业核心课	√
5	健康评估*	2	张 展 迟玉香	专业核心课	√
6	母婴护理*	1	郭玉兰 谭奕华	专业核心课	√
7	儿童护理*	1	董春兰 刘 俐	专业核心课	√
8	成人护理(上册)—内外科护理*	1	李俊华 曹文元	专业核心课	√
9	成人护理(下册)—妇科护理*	1	林 珊 郭艳春	专业核心课	√
10	产科学基础*	3	翟向红 吴晓琴	专业核心课	√
11	助产技术*	1	闫金凤 韦秀宜	专业核心课	√
12	母婴保健	3	颜丽青	母婴保健方向	√
13	遗传与优生	3	邓鼎森 于全勇	母婴保健方向	

护理、助产专业共用

序号	教材名称	版次	主编	课程类别	配套教材
1	病理学基础	3	张军荣 杨怀宝	专业技能课	√
2	病原生物与免疫学基础	3	吕瑞芳 张晓红	专业技能课	√
3	生物化学基础	3	艾旭光 王春梅	专业技能课	
4	心理与精神护理	3	沈丽华	专业技能课	
5	护理技术综合实训	2	黄惠清 高晓梅	专业技能课	√
6	护理礼仪	3	耿 洁 吴 彬	专业技能课	
7	人际沟通	3	张志钢 刘冬梅	专业技能课	
8	中医护理	3	封银曼 马秋平	专业技能课	
9	五官科护理	3	张秀梅 王增源	专业技能课	√
10	营养与膳食	3	王忠福	专业技能课	
11	护士人文修养	1	王 燕	专业技能课	
12	护理伦理	1	钟会亮	专业技能课	
13	卫生法律法规	3	许练光	专业技能课	
14	护理管理基础	1	朱爱军	专业技能课	

农村医学专业

序号	教材名称	版次	主编	课程类别	配套教材
1	解剖学基础 *	1	王怀生　李一忠	专业核心课	
2	生理学基础 *	1	黄莉军　郭明广	专业核心课	
3	药理学基础 *	1	符秀华　覃隶莲	专业核心课	
4	诊断学基础 *	1	夏惠丽　朱建宁	专业核心课	
5	内科疾病防治 *	1	傅一明　闫立安	专业核心课	
6	外科疾病防治 *	1	刘庆国　周雅清	专业核心课	
7	妇产科疾病防治 *	1	黎　梅　周惠珍	专业核心课	
8	儿科疾病防治 *	1	黄力毅　李　卓	专业核心课	
9	公共卫生学基础 *	1	戚　林　王永军	专业核心课	
10	急救医学基础 *	1	魏　蕊　魏　瑛	专业核心课	
11	康复医学基础 *	1	盛幼珍　张　瑾	专业核心课	
12	病原生物与免疫学基础	1	钟禹霖　胡国平	专业技能课	
13	病理学基础	1	贺平则　黄光明	专业技能课	
14	中医药学基础	1	孙治安　李　兵	专业技能课	
15	针灸推拿技术	1	伍利民	专业技能课	
16	常用护理技术	1	马树平　陈清波	专业技能课	
17	农村常用医疗实践技能实训	1	王景舟	专业技能课	
18	精神病学基础	1	汪永君	专业技能课	
19	实用卫生法规	1	菅辉勇　李利斯	专业技能课	
20	五官科疾病防治	1	王增源　高　翔	专业技能课	
21	医学心理学基础	1	白　杨　田仁礼	专业技能课	
22	生物化学基础	1	张文利	专业技能课	
23	医学伦理学基础	1	刘伟玲　斯钦巴图	专业技能课	
24	传染病防治	1	杨　霖　曹文元	专业技能课	

药剂、制药技术专业

序号	教材名称	版次	主编	课程类别	配套教材
1	基础化学 *	1	石宝珏　宋守正	专业核心课	
2	微生物基础 *	1	熊群英　张晓红	专业核心课	
3	实用医学基础 *	1	曲永松	专业核心课	
4	药事法规 *	1	王蕾	专业核心课	
5	药物分析技术 *	1	戴君武　王军	专业核心课	
6	药物制剂技术 *	1	解玉岭	专业技能课	
7	药物化学 *	1	谢癸亮	专业技能课	
8	会计基础	1	赖玉玲	专业技能课	
9	临床医学概要	1	孟月丽　曹文元	专业技能课	
10	人体解剖生理学基础	1	黄莉军　张楚	专业技能课	
11	天然药物学基础	1	郑小吉	专业技能课	
12	天然药物化学基础	1	刘诗洣　欧绍淑	专业技能课	
13	药品储存与养护技术	1	宫淑秋	专业技能课	
14	中医药基础	1	谭红　李培富	专业核心课	
15	药店零售与服务技术	1	石少婷	专业技能课	
16	医药市场营销技术	1	王顺庆	专业技能课	
17	药品调剂技术	1	区门秀	专业技能课	
18	医院药学概要	1	刘素兰	专业技能课	
19	医药商品基础	1	詹晓如	专业核心课	
20	药理学	1	张庆　陈达林	专业技能课	

注:1. * 为"十二五"职业教育国家规划教材。

　　2. 全套教材配有网络增值服务。

前　言

　　《传染病防治》教材是根据教育部《中等职业学校专业教学标准（试行）》的规定，按照"十二五"职业教育国家规划教材整体规划要求，以培养农村基层实用性卫生专业技术人才而编写的。供中等卫生职业教育农村医学专业使用。

　　传染病防治工作是农村基层卫生工作中十分重要的工作之一，是农村基层卫生工作的重要职责。因而《传染病防治》是农村医学专业一门应用性很强的临床医学重要课程。本教材共分6章，主要内容包括传染病学总论、病毒性传染病、细菌性传染病、性传播疾病、蠕虫感染性疾病、原虫感染性疾病。全书计划学时为32学时，其中理论教学学时为28学时，实践教学学时为4学时。教材编写前，编写组成员对编写指导思想和整体规划进行了认真学习讨论，在编写分类上保持与专科教材基本一致，同时按规划要求把性传播疾病编入本书。在编写中，编者尽力体现教材的"思想性、科学性、先进性、启发性、实用性"，坚持按"特定目标、特定对象、特定限制"的原则，把"基本知识、基本理论、基本技能"融入教材中。由于我国幅员辽阔，各地传染病病种不尽相同，部分疾病流行区域有明显差异，而限于篇幅，只能列出相对具有代表性的疾病。

　　本书编写组由四川省阿坝卫生学校、福建省龙岩卫生学校、四川省甘孜卫生学校、新疆伊宁卫生学校和安徽省淮南卫生学校的六位老师组成。在编写过程中，编写工作得到各成员学校领导的积极支持，在此谨向这些单位表示衷心的感谢。

　　由于编写经验不足，编写水平有限，教材难免存在不当与疏漏。恳请各院校师生在使用的过程中，提出宝贵的意见与建议，使教材更加完善。

杨　霖　曹文元

2014年12月

目　录

第一章　总论 ……………………………………………………………… 1

第一节　传染与免疫 ……………………………………………………… 1

第二节　传染病的流行过程及影响因素 ………………………………… 3

第三节　传染病的特征 …………………………………………………… 4

第四节　传染病的诊断与治疗 …………………………………………… 6

第五节　传染病的预防 …………………………………………………… 8

第二章　病毒性传染病 …………………………………………………… 13

第一节　病毒性肝炎 ……………………………………………………… 13

第二节　传染性非典型肺炎 ……………………………………………… 19

第三节　甲型 H1N1 流感 ………………………………………………… 23

第四节　人禽流行性感冒 ………………………………………………… 26

第五节　艾滋病 …………………………………………………………… 29

第六节　肾综合征出血热 ………………………………………………… 34

第七节　狂犬病 …………………………………………………………… 41

第三章　细菌性传染病 …………………………………………………… 53

第一节　伤寒 ……………………………………………………………… 53

第二节　细菌性痢疾 ……………………………………………………… 57

第三节　鼠疫 ……………………………………………………………… 61

第四节　霍乱 ……………………………………………………………… 65

第五节　流行性脑脊髓膜炎 ……………………………………………… 68

第四章　性传播疾病 ……………………………………………………… 79

第一节　淋病 ……………………………………………………………… 79

第二节　梅毒 ……………………………………………………………… 83

第三节　尖锐湿疣 ………………………………………………………… 87

第五章　蠕虫感染性疾病 ………………………………………………… 94

第一节　日本血吸虫病 …………………………………………………… 94

　　第二节　棘球蚴病 ……………………………………………………………… 98

第六章　原虫感染性疾病 …………………………………………………………… 103
　　疟疾 ………………………………………………………………………………… 103

实训指导 ……………………………………………………………………………… 113
　　实训1　参观传染病房及穿脱隔离衣和洗手方法 ……………………………… 113
　　实训2　病毒性肝炎 ……………………………………………………………… 114
　　实训3　细菌性痢疾 ……………………………………………………………… 115

参考文献 ……………………………………………………………………………… 117

附录 …………………………………………………………………………………… 119
　　附录一　中华人民共和国传染病防治法 ………………………………………… 119
　　附录二　突发公共卫生事件应急条例 …………………………………………… 130

目标测试参考答案 …………………………………………………………………… 137

《传染病防治》教学大纲 …………………………………………………………… 139

第一章 总 论

1. 掌握:传染病的流行过程及影响因素;传染病的预防。
2. 熟悉:传染过程的五种表现;传染病的诊断及治疗原则。
3. 了解:传染病的危害、流行现状。
4. 学会开展农村社区常见传染病防治及健康教育的方法。

传染病是由病原体(朊毒体、病毒、细菌、衣原体、支原体、立克次体、螺旋体、真菌等)感染人体后引起的具有传染性的一类疾病,可在人群中传播并造成流行。寄生虫病是由原虫或蠕虫感染人体后产生的疾病。

传染病防治是一门用于农村基层卫生人员学习传染病在人体中发生、发展、传播、诊治和预防的学科。

历史上传染病曾对人类造成很大的灾难,严重的影响人们的身体健康。随着人类的进步,科学技术水平的提高,许多传染病得到有效的控制甚至消灭。但是,传染病对人类的严重威胁依然存在。艾滋病、流行性感冒病毒感染、传染性非典型肺炎、埃博拉出血热等传染病的危害性极大。传统的一些传染病如病毒性肝炎、结核病、肾综合征出血热、感染性腹泻等仍然广泛存在。因而,我们与传染病的斗争是一项长期而艰巨的工作,必须坚持不懈地加强对传染病和寄生虫病的防控和研究,以达到更有效地控制消灭传染病和寄生虫病的目的。

第一节 传染与免疫

感染是指病原体侵入人体后,与机体相互作用和相互斗争的过程。引起感染的病原体可来自宿主的体内外,这些来自宿主体内外的病原体引起的感染称为传染,传染主要指病原体通过一定方式从一个宿主个体到另一个宿主个体的感染。构成传染必须具备三个条件,即病原体、人体和二者所处的环境。

【感染过程的表现】

感染过程是从病原体进入人体后开始的,感染后的表现主要根据人体防御能力的强弱、病原体毒力的强弱、入侵病原体的数量,以及外因干预等所决定。感染过程有五种表现:

（一）病原体被清除

病原体进入人体后,可被人体非特异免疫系统如皮肤黏膜的屏障作用、胃酸的杀菌作用、正常体液的溶菌和杀菌作用、组织细胞的吞噬作用等排出体外或被清除消灭,人体不产

1

生任何病理变化和临床症状。同时,通过疫苗接种或自然感染等途径,存在于体内的特异性免疫物质将相应的病原体清除。

(二)显性感染

即传染病发作。病原体侵袭人体,在人体内不断生长繁殖并产生毒素,引起一系列的病理生理性和组织破坏性变化,而引起临床表现,称显性

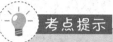

考点提示

隐性感染的临床意义

感染或传染病发作。在传染病中,显性感染只占全部受感染者的小部分。呈显性感染的人称为病人。有少数传染病,如麻疹、水痘等的大多数感染者表现为显性感染。小部分显性感染者亦可成为慢性病原携带者。

(三)隐性感染

亦称亚临床感染,病原体进入人体后,在某一部位生长繁殖,产生一定的病理变化,损害较轻,临床多无症状、体征和生化改变,只能用免疫学检查才能发现。在大多数病毒性传染病中,隐性感染是最常见的表现。隐性感染过程结束后多数隐性感染者可获得不同程度的特异性免疫,病原体被清除。同时,隐性感染者也可能处于病原携带状态,在传染病流行期间成为重要的传染源。

(四)病原携带状态

病原体侵入人体后,可以停留在入侵部位,或侵入较远脏器生长繁殖,人体不出现疾病的临床表现,但能携带并排出病原体,成为传染病流行的传染源。这是在传染过程中人体防御能力与病原体处于相持状态的表现。多发生在显性感染或隐性感染后。按其发生和持续时间的长短可分为潜伏期携带者和恢复期携带者。

(五)潜伏性感染

病原体感染人体后,寄生在机体中的某些部位,由于机体免疫功能足以将病原体局限化而不引起显性感染,但又不能将病原体清除,病原体在人体长期潜伏的状态,称潜伏性感染。潜伏性感染时,没有临床症状、体征,同时病原体一般不排出体外。待机体免疫功能下降时,则可引起显性感染。常见的潜伏性感染有单纯性疱疹、带状疱疹、疟疾、结核病等。

以上五种表现,在一定条件下可以互相转化。一般认为隐性感染最常见,病原携带状态次之。不同传染病在传染过程的表现不同,如结核病、脊髓灰质炎以隐性感染为主,而麻疹则以显性感染为主。

【传染过程中病原体的作用】

病原体侵入人体后,病原体的致病能力和人体的免疫状态,是是否发病的决定因素。病原体的致病能力包括:

(一)病原体的侵袭力

指病原体通过一定的途径(皮肤、黏膜、呼吸道、消化道及伤口等)侵入人体并在机体内生长繁殖的能力。

(二)病原体的毒力

包括毒素和其他致病因子。毒素是细菌在生长繁殖过程中产生并释放的毒性物质。毒素包括内毒素和外毒素。

(三)病原体的数量

在同一种传染病中,入侵机体的病原体数量与显性感染的危险性和病情严重程度成正比。但在不同的传染病中,能引起传染病的最低病原体数量可有较大的差异。

（四）病原体的特异性定位

各种病原体有自己特定的寄生部位。如痢疾杆菌多在乙状结肠处寄生；伤寒杆菌宜于回肠下段集合淋巴结组织内生长。不同病原体有不同的特异结合处，决定了不同病原体引起传染病的传播途径不同。如伤寒杆菌要经口到肠才能引起感染，而白喉杆菌则多数经呼吸道传播而致病。

（五）病原体的变异性

病原体在长期进化过程中，其性质和致病力等方面都可以发生变化，从而使传染过程、传染病的流行状况及病情发生变化。病原体通过变异，一方面使致病力减弱，如用于预防结核病的卡介苗；另一方面可使致病力增强，如肺鼠疫。此外，病原体的抗原变异性可使机体的特异性免疫失去作用，最具代表性的是流感病毒。

【传染过程中机体的免疫反应】

人体的免疫反应对传染过程的表现和转归有着重要作用。免疫反应可分为有利于抵御病原体致病方面的保护性免疫反应和促进病理生理过程及组织损害的变态反应两种。保护性反应包括非特异性免疫和特异性免疫两类。非特异性免疫指机体的天然屏障，包括体液因子及吞噬作用等。如皮肤、黏膜及分泌物、血-脑脊液屏障、胎盘屏障等。特异性免疫是由于对抗原进行特异性识别后产生的免疫，感染和疫苗接种都能产生特异性免疫。特异性免疫可分为细胞免疫和体液免疫。变态反应在传染病的发病机制中起重要作用，许多病原体通过变态反应而导致组织损伤，产生各种临床表现，其中以Ⅲ型变态反应（免疫复合物）和Ⅳ型变态反应（细胞介导）损伤为最常见。

第二节　传染病的流行过程及影响因素

传染病的流行过程，是指传染病在人群中发生、发展和转归的过程。决定传染病流行过程的三个基本条件是传染源、传播途径和人群易感性。当这三个基本条件同时存在并且相互联系时才会造成传染病的流行。缺少其中任一环节，新的传染便不会发生，也不可能造成流行。

【传染病流行过程的基本条件】

（一）传染源

是指有病原体已在体内生长繁殖并能将其排出体外的人和动物。包括传染病患者、隐性感染者、病原体携带者和受感染的动物。

> **考点提示**
> 传染病流行过程的基本条件

（二）传播途径

病原体从传染源排出体外后，经过一定方式再侵入易感者体内所经历的途径称为传播途径。同一传染病可有多种传播途径。

1. **呼吸道传播**　病原体通过空气、飞沫、尘埃等传播到易感者的呼吸道，使易感者受感染。流感、麻疹、白喉、甲型 H1N1 流感、流行性脑脊髓膜炎等传染病通过这种方式传播。

2. **消化道传播**　病原体污染水、食物和食具等，易感者进食时获得感染。甲型病毒性肝炎、菌痢、霍乱、伤寒等通过这种方式传播。

3. **虫媒传播**　易感者经蚊、白蛉、硬蜱、恙螨、虱、蚤等叮咬后感染。疟疾、流行性乙型脑炎、登革热等通过这种方式传播。节肢动物的生活习性使一些传染病发病具有明显的季节性。

4. 接触传播　分为直接接触传播和间接接触传播。狂犬病、皮肤炭疽等通过直接接触这种方式传播,不洁性接触传播的梅毒、淋病等也属直接接触传播;钩端螺旋体病、日本血吸虫病以及多种肠道传染病通过间接接触这种方式传播。

5. 血液、体液传播　输入含有病原体的血液和血液制品或被血液、体液污染的医疗器械所引起的人体感染发病,如艾滋病、乙型病毒性肝炎等。

6. 母婴传播　病原体通过产前(胎盘)、产时(产道)、产后(哺乳、喂养)传播。乙型病毒性肝炎、艾滋病、风疹等可以这种方式传播。

(三)人群易感性

是指对某种传染病缺乏特异性免疫力,容易染病的人群。这一特定人群达到一定比例则易发生该传染病的流行。计划免疫的开展或某种传染病流行之后,可使免疫人群增加,人群易感性降低。

【影响传染病流行过程的因素】

1. 自然因素　影响传染病流行过程的自然因素,主要是地理环境、气候和生态等因素。它们通过对流行过程的三个条件或环境的作用,影响传染病的发生发展。许多传染病流行有明显的地理环境,如棘球蚴病多发生在以畜牧业为主要产业的国家和地区;血吸虫病主要分布在我国南方 13 个省、市、区。气候因素对环境中病原体的存活时间、动物宿主和媒介昆虫的滋生繁殖以及人群的活动性有明显影响。如流行性乙型脑炎、疟疾等。

2. 社会因素　包括社会制度、经济文化水平、行为生活方式、宗教信仰、风俗习惯、医疗卫生条件等对传染病的流行过程有决定性的影响。

第三节　传染病的特征

【传染病的特征】

(一)有病原体

每一种传染病都有相应的特异病原体,病原体是引起该传染病的基本条件。如流感是由流感病毒引起的;细菌性痢疾是由痢疾杆菌引起的;梅毒是由梅毒螺旋体引起的。特定病原体的检出,对确定传染病的诊断、治疗等方面具有重要的意义。

(二)有传染性

病原体从一个宿主到另一个宿主的特性称为传染性。传染性是传染病区别于其他感染性疾病的特征之一。传染病患者有传染性的时期称为传染期。每一种传染病的传染期都相对固定,了解传染病的传染期是确定传染病患者隔离期限的重要依据。

(三)有流行性、季节性和地方性

传染病的发生与流行受自然因素和社会因素的影响。按流行的强度和广度分散发、暴发、流行和大流行。散发是指某一传染病发病率在某一地区处于常年一般水平;暴发是指在某地在短时间(数日内)集中发生同一病种的患者,大多为同一传染源或同一传播途径,如流感;流行是指某一传染病发病率显著高于该地区常年一般发病水平;大流行是指某传染病在一定时间内迅速蔓延,流行范围广,甚至超过国界或洲界。传染病的发病由于受气温、空气湿度、雨水量等地理环境因素的影响,其发病与季节有明显关系。如冬春季节呼吸道传染病多发,夏秋季节肠道传染病及流行性乙型脑炎多见。某些传染病的发病与地理因素有关,如布鲁菌病主要流行于我国西北、东北、青藏高原及内蒙古地区;而流行性乙型脑炎在我国除东北、青海、新疆及西藏外均有流行。此外,生活方式与传染病发病也有关系,如嗜食生鱼者易患华支睾吸虫病;嗜食生或半生动物肉类者易患旋毛虫病。

(四)有免疫性

人体感染病原体或传染病痊愈后,能产生不同程度的特异性免疫,这种免疫力和疫苗、菌苗、类毒素等接种后所获得的免疫力一样属主动免疫。感染后所生成的特异性抗体可通过胎盘屏障转移给胎儿,使其获得被动免疫。病原体的种类不同,感染后获得的免疫持续时间、免疫强度也不同。多数病毒性传染病如麻疹、流行性乙型脑炎等感染后获得的免疫力较强,持续时间也较强,甚至保持终生;多数细菌性传染病如细菌性痢疾,感染后获得的免疫力较弱,持续时间也短;蠕虫病一般不产生保护性免疫,如蛔虫病、钩虫病等。

【传染病的临床特点】

(一)病程发展的阶段性

传染病与其他疾病相比较具有四个特征:

1. **潜伏期** 从病原体侵入人体至出现临床症状为潜伏期。相当于病原体在机体繁殖、转移、定位、引起组织损伤和功能改变、至临床症状出现之前的过程。各种传染病的潜伏期长短不一,每一种传染病的潜伏期在一定范围内基本恒定。潜伏期的长短是确定医学观察、留检等检疫期限的重要依据。

2. **前驱期** 从起病到症状明显出现之前的这一时期。前驱期主要是出现一些非特异性症状,如头痛、发热、乏力、食欲减退等,起病急骤的传染病可无前驱期。

3. **症状明显期** 某种传染病所特有的症状、体征逐渐出现的时期,即出现典型临床表现时期。此期病情达到高峰,传染性极强。部分传染病如脊髓灰质炎、流行性乙型脑炎等,仅有少部分患者进入症状明显期,大部分患者很快进入恢复期,没有典型的症状明显期。

4. **恢复期** 随着机体的免疫力增强,体内病理生理过程基本终止,症状基本消失,体征逐渐消退。病原体大多被清除,少数患者体内仍带有病原体,可复发或成为病原携带者。部分患者可转为慢性或留下后遗症。

(二)常见的症状与体征

1. **发热** 发热是许多传染病所共有的最常见症状,有的传染病就以"热"命名,如肾综合征出血热、猩红热、登革热等。某些传染病常有独特的热型,对诊断有特殊的价值。如稽留热可见于伤寒极期、流行性斑疹伤寒等;弛张热可见于肾综合征出血热、伤寒缓解期;间隙热可见于疟疾、败血症等;波状热可见于布鲁菌病等;不规则热可见于流行性感冒、败血症等。

2. **皮疹** 皮疹及黏膜疹是许多传染病的特征,不同传染病的皮疹其性质、形态、大小、颜色、出疹时间、出疹顺序、分布和消退情况,有助于诊断和鉴别诊断。

(1)种类和形态:

1)斑丘疹:为血管充血疹,色红,大小形态不一。斑疹不凸出皮肤表面,见于斑疹伤寒等;斑丘疹略突出于皮肤,压之褪色,见于麻疹、风疹等。红斑疹呈广泛成片的红斑,其间有密集而突出的红色点状疹,压之褪色,见于猩红热。

2)玫瑰疹:呈粉红色,色如玫瑰,大小约 2~4mm,微隆起,压之褪色,多散在于前胸和上腹部,见于伤寒和副伤寒。

3）出血疹：皮肤、黏膜点状出血称瘀点，相互融合形成较大的片状出血称瘀斑，呈暗紫色，压之不褪色。见于肾综合征出血热、流行性脑脊髓膜炎等。

4）疱疹：表面隆起，内含澄清或混浊的浆液，亦可为脓液。见于水痘、单纯疱疹及金黄色葡萄球菌败血症等。

5）荨麻疹：为稍隆起于皮肤的苍白或红色的不规则片块状皮疹，大小不等，形态不一，发生快，消退亦快，常伴有瘙痒。见于寄生虫病、病毒性肝炎等。

（2）出疹时间：传染病发病后的出疹时间常有一定的规律，如水痘、风疹常在发病第 1 日出疹，猩红热常在发病第 2 日出疹，麻疹常在发病第 4 日出疹，斑疹伤寒常在发病第 5 日出疹，伤寒常在发病第 6 日出疹等。

（3）分布：某些传染病皮疹的分布特点对鉴别诊断有重要的价值，如水痘疱疹以躯干为主，呈向心性分布；伤寒的玫瑰疹主要分布在腹、下胸和背部的相应区域；猩红热的红斑疹不见于面部。

（4）出疹顺序：一些传染病的皮疹出现有一定的顺序，如麻疹，皮疹先见于耳后、发际、前额，后蔓延至面部、颈部、躯干和四肢。水痘的皮疹起于躯干、头部，逐渐延及面部，最后达四肢。

3. 中毒症状 病原菌及其毒素在体内可引起各种中毒症状，如表现为毒血症、菌血症、败血症。严重毒血症可发生感染性休克。

（1）毒血症：病原菌在体内局部繁殖，其产生的内毒素、外毒素不断进入血液循环，引起多脏器功能紊乱和中毒性病理变化，表现为发热、乏力、全身不适、肌肉关节酸痛等，称毒血症。严重毒血症可有意识障碍、谵妄、脑膜刺激征、麻痹性鼓肠、中毒性心肌炎，甚至感染性休克等表现。

（2）菌血症：病原菌在体内局部繁殖后侵入血流，不出现明显症状，称为菌血症。

（3）败血症：病原菌侵入人体在血中大量生长繁殖，引起全身严重中毒症状，称为败血症。败血症患者中毒症状严重，有寒战、高热、皮疹、肝脾肿大等表现。

（4）脓毒血症：化脓性细菌引起败血症时，病原体进入到组织和脏器中引起化脓性病灶致多发性脓肿，称为脓毒血症。

第四节 传染病的诊断与治疗

传染病的早期正确诊断，对患者进行尽早隔离与治疗具有非常重要的意义。首发病例如能及早确诊，就能及时采取有效的防治措施，控制疾病的蔓延。对传染性非典型性肺炎、鼠疫、霍乱等烈性传染病尤其重要。

【传染病的诊断】

1. 流行病学资料 主要有传染病的地区分布、时间分布、人群分布以及传染病的接触史和预防接种史等。

2. 临床资料 详尽的病史询问和全面细致的体格检查对确立临床诊断十分重要。如发病诱因、起病方式、热型、重要体征等，力争在实验室检查报告结果之前，作出初步诊断，并进行适当的隔离治疗，以免引起疾病的扩散，并引起流行。

3. 实验室检查 实验室检查对传染病诊断具有重要价值。

（1）一般项目检查：包括血液、尿液、粪便的常规检查。其中，白细胞总数和分类计数对传染病的诊断与鉴别诊断有一定帮助。白细胞总数明显增多,多见于化脓性感染,如流行性脑脊髓膜炎、猩红热等。革兰阴性杆菌感染时白细胞总数升高不明显甚至减少,如布鲁菌病、伤寒及副伤寒等。原虫感染时患者的白细胞总数常减少,如疟疾、黑热病等。蠕虫感染时患者的嗜酸性粒细胞常升高,如日本血吸虫病、钩虫病等。伤寒、流行性脑脊髓膜炎等患者,嗜酸性粒细胞常减少。

尿液常规检查有助于肾综合征出血热、钩端螺旋体病的诊断。粪便的常规检查有助于肠道细菌与原虫感染的诊断。

(2)病原体检查:包括直接检查和病原体分离培养等。直接检查指通过肉眼或显微镜检出病原体的方法;病原体分离培养按不同疾病取血液、尿液、粪便、脑脊液、骨髓、鼻咽分泌物、活检组织等进行培养与分离检查。

(3)免疫学检查:免疫学检查是诊断传染病常用的诊断检测技术。用已知的抗原检测血清中特异性抗体和已知的抗体检测血清中的特异性抗原。检测方法很多,有凝集试验、沉淀实验、中和实验、免疫荧光实验、酶联免疫荧光检查、酶联免疫吸附实验和放射免疫测定,可检出特异性 IgG、IgM、IgE 等,对早期诊断具有重要价值。

4. 其他 主要有活体细胞病理检查、内镜检查和影像学检查等。

【传染病的治疗】

传染病的治疗原则是早发现、早诊断、早隔离、早治疗,以就近、就地隔离与治疗为主。采取治疗、护理、隔离与消毒相结合。具体方法有:

1. 一般治疗及支持治疗 一般治疗包括隔离与消毒、护理和心理治疗。隔离与消毒按其所患传染病的传播途径和病原体的排除方式及时间,隔离一般分为呼吸道隔离、消化道隔离、接触隔离等。并应作好消毒工作。支持治疗主要是针对不同的病情,注意饮食、维持水电解质酸碱平衡和给氧等。

2. 病原治疗 包括抗菌治疗、抗病毒治疗、抗寄生虫治疗等。

(1)抗菌治疗:抗菌药物主要针对细菌及其他一些病原微生物感染治疗。抗菌药物种类多且作用广,应根据初步诊断,参照细菌耐药谱的变化经验性选用。尽快获得病原学及药物敏感试验,并及时调整药物。由细菌毒素引起的疾病,应尽快使用抗毒素治疗。

(2)抗病毒治疗:病毒感染性疾病目前缺乏特效的抗病毒药物。按病毒类型临床使用的抗病毒药物有三类。一是广谱抗病毒药,如利巴韦林,用于病毒性呼吸道感染、疱疹性角膜炎、肾综合征出血热及丙型肝炎的治疗。二是抗 RNA 病毒药,如阿昔洛韦常用于疱疹病毒感染,更昔洛韦用于巨细胞病毒感染,核苷(酸)类药物常用于乙型肝炎的治疗。

(3)抗寄生虫治疗:各种寄生虫病均有有效的抗寄生虫药物。如阿苯达嗪、阿苯达唑是治疗肠道线虫的有效药物,甲硝唑、吡喹酮等对原虫及蠕虫感染有效,氯喹、青蒿素等用于控制疟疾发作,吡喹酮是最主要的抗吸虫药,乙胺嗪常用于丝虫病的治疗。

3. 免疫治疗 抗毒素用于白喉、肉毒中毒及破伤风等外毒素引起的疾病。干扰素可调节宿主免疫功能,常用于乙型肝炎和丙型肝炎的治疗。免疫球蛋白作为被动免疫制剂,常用于严重细菌或病毒感染的治疗。

4. 对症治疗 根据患者不同的临床表现,可采取镇静、降温、脱水、利尿、强心、抗休克等。严重毒血症时可使用糖皮质激素。

第五节 传染病的预防

"预防为主"是我国卫生工作的基本方针,传染病的预防是医疗卫生工作的一项重要任务。传染病的发生、发展和转归,在人群中流行离不开三个基本环节:传染源、传播途径和易感人群。针对三个基本环节认真做好传染病的防治结合和分类管理工作,防止传染病传播。

【管理传染源】

《中华人民共和国传染病防治法》将我国的传染病分为甲、乙、丙三类共计 39 种(甲类 2 种,乙类 26 种,丙类 11 种)。

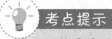

考点提示

传染病的分类管理

（一）甲类

属于强制管理传染病,包括鼠疫、霍乱。报告时限,城市 2 小时内,农村 6 小时内通过传染病信息检测系统报告。

（二）乙类

属于严格管理传染病,包括:传染性非典型肺炎、艾滋病、病毒性肝炎、脊髓灰质炎、人感染高致病性禽流感、麻疹、流行性出血热、狂犬病、流行性乙型脑炎、登革热、炭疽、细菌性和阿米巴性痢疾、肺结核、伤寒和副伤寒、流行性脑脊髓膜炎、百日咳、白喉、新生儿破伤风、猩红热、布鲁菌病、淋病、梅毒、钩端螺旋体病、血吸虫病、疟疾、人感染猪链球菌病,2009 年增加了 H1N1 流感。其中艾滋病、肺炭疽、传染性非典型肺炎、人感染高致病性禽流感、脊髓灰质炎患者必须采取甲类传染病的报告时限和控制措施。其余乙类传染病报告时限,城镇 6 小时内、农村 12 小时内上报。

（三）丙类

属于检测管理传染病,包括流行性感冒、流行性腮腺炎、风疹、急性出血性结膜炎、麻风病、流行性和地方性斑疹伤寒、黑热病、棘球蚴病、丝虫病、除霍乱、细菌性和阿米巴性痢疾、伤寒和副伤寒以外的感染性腹泻病,2008 年增加了手足口病。报告时限,城市和农村均在 24 小时内上报。

对传染病密切接触者,根据具体情况进行留验、医学观察、应急接种、药物预防。对于动物传染源,经济价值高的家禽、家畜,应尽可能进行治疗,经济价值低者立即宰杀、焚烧或填埋,加以消毒处理。

【切断传播途径】

控制病原体在环境中的传播是预防传染病的主导措施。除大力开展卫生宣传教育和群众性卫生运动等措施外,采取严格、有效、规范的消毒、隔离和个人防护措施,能有效控制传染病的发生与蔓延。

（一）消毒

1. 定义 有广义和狭义之分,狭义消毒是指用化学、物理、生物的方法消灭或消除外环境中病原微生物的一种措施。广义消毒则还包括消灭传播媒介在内。

2. 分类

（1）预防性消毒:对可能受到病原微生物污染的场所或物品实施的消毒。如乳制品消毒、饮用水消毒等。

（2）疫源地消毒:对现有或曾经有病原微生物存在的场所进行的消毒。目的是消除传染源排出在外环境中的致病性微生物。分为随时消毒和终末消毒两类:随时消毒,是指当传染源还存在于疫源地时所进行的消毒。目的是及时杀灭从传染源排出的病原体,控制传播;终末消毒,是指当传染源痊愈、死亡或转移后所做的一次性彻底消毒,从而完全消除传染源所播散、留下的病原体。一般对外界抵抗力较强的致病性微生物才进行终末消毒,如霍乱、鼠疫、炭疽、结核等。

3. 消毒方法 分物理消毒法和化学消毒法两种。

(二)隔离

1. 定义 指将病人或病原携带者妥善安置在划定的区域,暂时与人群分开,开展治疗,护理、并对外环境中病原体可能存在的地方进行的必要的消毒处理,防止病原体向外扩散的医疗措施。

2. 区域划分及隔离要求

(1)清洁区域:指未被传染源或病原体污染的区域。隔离要求:传染源接触的物品不得进入该区域,相关工作人员不得将工作有关物件带入清洁区,如工作服、口罩、帽子、隔离鞋等。

(2)污染区:指已被传染源或病原体污染的区域。如病房、浴室、卫生间等。隔离要求:对医务工作者及患者要严格按照《传染病的消毒与隔离》进行。

(3)半污染区:指有可能被传染源或病原体污染的场所。隔离要求:工作人员要穿隔离衣、帽、口罩等,患者不得进入该区域,患者污染过的物品要严格消毒处理。

3. 隔离的种类 严密隔离(强制管理的传染病)、呼吸道隔离、消化道隔离、接触隔离、昆虫隔离、血液或体液隔离。

【保护易感人群】

主要措施是提高人群的免疫力,包括特异性和非特异性免疫力。

(一)提高非特异性免疫力

如改善营养,加强体育锻炼,提高生活质量,改善住宿条件,平衡心态等。

(二)提高特异性免疫

如人工主动(或自动)免疫和被动免疫,实施扩大免疫的措施等。针对特异性易感人群采取有重点有计划的预防接种,可有效提高人群的特异性免疫水平。预防接种又称人工免疫,是将生物制品接种到人体内,使机体产生对传染病的特异性免疫力,以提高人群免疫水平,预防传染病的发生与流行。

(三)药物预防

有些传染病可通过预防服药预防传染病,如磺胺预防流行性脑脊髓膜炎,口服哌喹、氯喹预防疟疾等。

> **知识拓展**
>
> 计划免疫是按照规定的免疫程序,有计划、有组织地利用疫苗进行免疫接种,以提高人群的免疫水平,预防、控制乃至最终消灭相应传染病。20 世纪 70 年代中期,在全国范围内开始实行计划免疫,使得绝大多数疫苗针对的传染病得到了有效控制。我国计划免疫工作的主要内容是"五苗防七病",五苗是卡介苗、脊灰疫苗、百白破三联疫苗、麻疹疫苗和乙肝疫苗,七病主要是结核病、脊髓灰质炎、百日咳、白喉、破伤风、麻疹和乙型肝炎。1992 年国家把乙肝疫苗纳入计划免疫范畴。2007 年国家在原有的"五苗七病"基础上增加到 15 种传染病。新增了甲型肝炎疫苗、乙脑疫苗、流脑多糖疫苗、风疹疫苗、腮腺炎疫苗、钩体病疫苗、流行性出血热疫苗和炭疽疫苗。

本章小结

传染病是由病原体感染人体后所引起的具有传染性的一类疾病,可在人群中传播并造成流行。感染过程的一般表现是病原体被清除、显性感染、隐性感染、病原携带状态和潜伏性感染。传染过程中病原体的作用包括病原体的侵袭力、毒力、数量、特异性定位和变异性。在传染过程中免疫反应可分为有利于抵御病原体致病方面的保护性免疫反应和促进病理生理过程及组织损害的变态反应两种。保护性反应包括非特异性免疫和特异性免疫两类。传染病流行过程的三个环节是传染源、传播途径和易感人群。传染病的基本特征包含:有特异性病原体、有传染性、有流行病学特征、有免疫性四种。传染病的临床特点有病程发展阶段性、发热、皮疹及中毒症状等。传染病的诊断主要依据流行病学特征、临床表现和辅助检查等资料。传染病的治疗主要采取一般治疗及支持治疗、病原治疗、免疫治疗和对症治疗。传染病的预防针对管理传染源、切断传播途径和保护易感人群三个基本环节采取相应措施。

(杨 霖 赵继续)

 目标测试

A1 型题

1. 在传染过程中起着决定作用的是
   A. 病原体　　　　　　　　B. 人体免疫力　　　　　　C. 社会因素
   D. 自然因素　　　　　　　E. 以上都不是

2. 某县农村发现甲类传染病,疫情上报时间不应超过
   A. 2 小时　　　　　　　　B. 6 小时　　　　　　　　C. 12 小时
   D. 24 小时　　　　　　　E. 2 天

3. 在动物传染源中最重要的是
   A. 鸡　　　　　　　　　　B. 鸭　　　　　　　　　　C. 鹅
   D. 啮齿动物　　　　　　　E. 家畜

4. 白细胞显著增高的传染病是
   A. 伤寒　　　　　　　　　B. 流行性感冒　　　　　　C. 病毒性肝炎
   D. 疟疾　　　　　　　　　E. 猩红热

5. 传染病流行过程的三个必要环节是
   A. 病原体、人体及其所处的环境
   B. 病原体、自然因素和社会因素
   C. 病原体毒力、数量及适当的入侵门户
   D. 病原体、传播途径和易感人群
   E. 传染源、传播途径和易感人群

6. 关于传染病的基本特征错误的是
   A. 有特异性病原体　　　　B. 有传染性　　　　　　　C. 有流行性
   D. 有地方性和季节性　　　E. 病后均有终身的免疫力

7. 关于传染病感染过程的各种表现,下列说法正确的是
   A. 隐性感染极为少见
   B. 病原体感染必然引起发病
   C. 每个传染病都存在潜伏性感染
   D. 显性感染的传染病不过是各种不同的表现之一,而不是全部
   E. 病原体必然引起炎症过程和各种病理改变

8. 关于病原携带者的论述,正确的是
   A. 所有的传染病均有病原携带者
   B. 病原携带者不是重要的传染源
   C. 发生于临床症状之前者称为健康携带者
   D. 病原携带者不显示出临床症状而能排出病原体
   E. 处于潜伏性感染状态者就是病原携带者

9. 传染病治疗最根本的治疗措施是
   A. 对症治疗   B. 病原治疗   C. 疫苗和菌苗疗法
   D. 支持治疗   E. 免疫血清应用

10. 传染病最基本的特征是
   A. 有病原体   B. 有传染性   C. 有免疫性
   D. 有地区性   E. 有季节性

11. 不作为传染源的情况是
   A. 隐性感染者   B. 显性感染者   C. 病原携带者
   D. 潜伏性感染者   E. 受感染动物

12. 传染病隔离期限的依据主要是
   A. 传染期   B. 前驱期   C. 症状明显期
   D. 潜伏期   E. 接触期

13. 列为甲类传染病管理的是
   A. 流行性脑脊髓膜炎、结核性脑膜炎   B. 鼠疫、霍乱
   C. 艾滋病、病毒性肝炎   D. 非典、梅毒
   E. 狂犬病、登革热

14. 预防流行性脑脊髓膜炎的特异性主动免疫措施是
   A. 注射流脑菌苗   B. 注射丙种球蛋白   C. 口服磺胺药物
   D. 避免与病人接触   E. 进行空气消毒

15. 关于病原携带者的叙述中错误的是
   A. 隔离   B. 不必治疗   C. 需要培养卫生习惯
   D. 必要时调整工作岗位 E. 随访观察

16. 尿常规检查有助于诊断的传染病是
   A. 流行性感冒   B. 猩红热   C. 伤寒
   D. 细菌性痢疾   E. 流行性出血热

17. 一般情况下传染病的传染性最大的时期是
   A. 潜伏期   B. 前驱期   C. 症状明显期
   D. 恢复期   E. 后遗症期

18. 在传染过程中最常见的表现形式是
   A. 病原体被清除　　　B. 隐性感染　　　　　C. 显性感染
   D. 病原携带状态　　　E. 潜伏性感染

19. 有可能被传染源或病原体污染的场所称为
   A. 清洁区域　　　　　B. 污染区　　　　　　C. 半污染区
   D. 隔离区　　　　　　E. 危险区

20. 水痘的皮疹多见的部位是
   A. 耳后　　　　　　　B. 面部　　　　　　　C. 颈部
   D. 躯干部　　　　　　E. 四肢

第二章 病毒性传染病

学习目标

1. 掌握:病毒性肝炎、传染性非典型肺炎、甲型 H1N1 流感、人禽流行性感冒、艾滋病等疾病的临床表现和预防;肾综合征出血热、狂犬病的流行病学和诊断与鉴别诊断。
2. 熟悉:病毒性肝炎、传染性非典型肺炎、甲型 H1N1 流感、人禽流行性感冒、艾滋病的病原学、流行病学;传染性非典型肺炎、甲型 H1N1 流感、人禽流行性感冒的治疗;病毒性肝炎、狂犬病、肾综合征出血热的实验室检查;肾综合征出血热、狂犬病的临床表现。
3. 了解:传染性非典型肺炎、甲型 H1N1 流感、人禽流行性感冒、艾滋病的实验室检查和诊断与鉴别诊断;病毒性肝炎、艾滋病、肾综合征出血热、狂犬病的治疗;狂犬病的病原和预防。
4. 学会开展农村社区常见病毒性传染病防治及健康教育的方法。
5. 具有良好的医者父母心的职业道德。

第一节 病毒性肝炎

病例

男性,19 岁。乏力、食欲减退、恶心 2 周,皮肤、巩膜黄染 1 周。

患者 2 周前无明显诱因出现乏力、食欲减退、厌油腻饮食,伴发热,体温最高达 38.3℃,无畏寒、寒战,无咳嗽、咳痰,自行服用退热药,4 天后体温恢复正常。时有呕吐,呕吐物为胃内容物,并感右上腹部不适。1 周前家人发现其皮肤和巩膜发黄,尿色加深,呈浓茶水样,无皮肤瘙痒。发病以来睡眠稍差,大便正常,体重无明显变化。

既往体健,无肝炎、胆囊炎及胆石病病史,无药物过敏史。1 个月前曾在餐馆生食海鲜。无输血史,无疫区居住史,无慢性肝病家族史。

查体:T 36.9℃,P 85 次/分,R 18 次/分,BP 115/75mmHg。一般情况可,皮肤和巩膜黄染,无皮疹和出血点,未见肝掌和蜘蛛痣。全身浅表淋巴结未触及肿大。心肺检查无异常。腹平软,肝肋下 2cm,质软,轻压痛和叩击痛,脾肋下未触及,移动性浊音(－)。

双下肢无水肿。

实验室检查:肝功能:ALT 450U/L,AST 150U/L,TBil 127μmol/L,DBil 90μmol/L,Alb 45g/L。血常规:Hb 126g/L,WBC 5.2×10⁹/L,N 0.65,L 0.30,PLT 200×10⁹/L。尿胆红素(+),尿胆原(+)。抗 HAV-IgG 和抗 HAV-IgM(+)。

请问:1. 初步诊断为什么病?诊断依据和鉴别诊断有哪些?

2. 进一步检查措施和诊断原则有哪些?

病毒性肝炎是由多种肝炎病毒引起的,以肝脏损害为主的一组全身性传染病。分为甲型肝炎、乙型肝炎、丙型肝炎、丁型肝炎、戊型肝炎。以疲乏、食欲减退、厌油、肝大、肝功能异常为主,部分病例出现黄疸为临床基本特征。甲型和戊型多表现为急性感染;乙型、丙型、丁型大多呈慢性感染,少数病例可发展为肝硬化或肝细胞癌。目前对病毒性肝炎尚缺乏特效治疗方法。甲型和乙型可通过疫苗预防。病理变化主要有弥漫性肝细胞变性、坏死、炎性细胞浸润、间质增生和再生。

【病原学】

（一）甲型肝炎病毒（HAV）

HAV 为 RNA 病毒,只有 1 个抗原抗体系统和 1 个血清型,感染后早期出现 IgM 型抗体,一般可持续 8~12 周,IgG 型抗体可保持多年。

HAV 对热和紫外线敏感,在贝壳类动物、污水、淡水、海水、泥土中能存活数月。加热 80℃ 5 分钟或 100℃ 1 分钟可完全灭活,紫外线照射 1 分钟可灭活,对 70% 乙醇溶液、3% 甲醛溶液和含氯消毒剂敏感。

（二）乙型肝炎病毒（HBV）

为 DNA 病毒,完整的 HBV 颗粒又称 Dane 颗粒。

HBV 有很强的抵抗力,能耐受一般浓度的消毒剂,但煮沸 10 分钟、65℃ 10 小时或高压蒸汽消毒可灭活,对 0.2% 苯扎溴铵(新洁尔灭)及 0.5% 过氧乙酸敏感。

HBV 的抗原抗体系统见表 2-1-1。

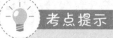

考点提示

乙肝大、小三阳的具体表现及意义

表2-1-1 HBV 的三对抗原抗体的临床意义

名称	在血中出现时间	阳性意义
HBsAg	HBV 感染后 2 周或症状出现前 1 个月	已感染 HBV 或 HBsAg 携带者
抗-HBs	恢复期后期 HBsAg 消失 4 周后	HBV 感染恢复期,产生保护性免疫,可抵抗同型病毒侵入
HBcAg	血中很难检测到	HBV 在体内复制
抗-HBc	较 HBsAg 和 HBcAg 稍迟出现	病毒正在体内复制或急性感染
HBeAg	较 HBsAg 稍迟出现	HBV 体内复制多,传染性大,易转为慢性
抗-HBe	在 HBsAg 消失后出现	HBV 复制减少或终止,传染性小

（三）丙型肝炎病毒（HCV）

为 RNA 病毒,用一般化学消毒剂或加热 100℃5 分钟可使 HCV 灭活。

（四）丁型肝炎病毒（HDV）

是一种缺陷 RNA 病毒,必须有 HBV 或其他嗜肝 DNA 病毒的辅助才能复制、表达抗原及引起肝损害。

（五）戊型肝炎病毒（HEV）

为 RNA 病毒,对高热、三氯甲烷(氯仿)敏感。

【流行病学】

（一）传染源

甲型肝炎无病毒携带状态和慢性病人,传染源为急性期患者和隐性感染者。

乙型肝炎传染源分别是急、慢性患者和无症状病毒携带者。

丙型、丁型肝炎传染源分别是急、慢性患者和无症状病毒携带者。其中慢性患者和病毒携带者为主要传染源。

戊型肝炎传染源是急性期患者和亚临床感染者。

（二）传播途径

甲型、戊型肝炎以粪-口途径传播为主,日常生活接触传播是最常见的传播方式,多表现为散在发病,主要通过被污染的手和用具、玩具等污染食物或直接与口接触而传播。水和食物的传播,特别是水生贝类如毛蚶等是甲型肝炎暴发流行的主要传播方式。

乙型、丙型、丁型肝炎传播途径较复杂,其主要传播途径有:①血液、体液传播;②母婴传播;③其他:包括消化道、呼吸道、昆虫等方式可能传播。

 知识拓展

> 1988 年上海市由于生食被粪便污染的毛蚶而引起新中国成立以来最大一次甲型肝炎流行,在 4 个月内共发生 31 万例。水源污染是戊型肝炎暴发流行的主要传播方式。1986 年及 1988 年新疆地区有 7.8 万余人发生戊型肝炎流行,是由于水源受到持续污染所致。

（三）易感人群

人对各型肝炎普遍易感,感染后可产生一定程度的免疫力,但各型之间无交叉免疫。甲型肝炎以幼儿、学龄前儿童发病最多;HBV 感染多发生于婴幼儿及青少年。丙型肝炎多见于成年人。戊型肝炎以青壮年发病为多,孕妇感染戊型肝炎后较易发展为重型肝炎,病死率较高。

（四）流行特征

甲型肝炎多为散在性发病,发病率高峰多在秋冬季;乙型肝炎多为散发性,感染与发病表现出明显的家庭聚集现象,暴发流行见于输血后肝炎和血液透析中心。丙型肝炎无明显季节性,发病与接受输血和血液透析等密切相关。丁型肝炎流行特征与乙型肝炎基本相似,戊型肝炎多发生于雨季或洪水后,由于水源污染,易引起暴发流行。

【临床表现】

不同类型肝炎病毒引起的肝炎在临床上具有共同性,按临床表现将病毒性肝炎分为急性肝炎(包括急性黄疸型肝炎和急性无黄疸型肝炎),慢性肝炎(再分为轻、中、重三度),重

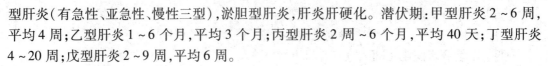

型肝炎(有急性、亚急性、慢性三型),淤胆型肝炎,肝炎肝硬化。潜伏期:甲型肝炎2~6周,平均4周;乙型肝炎1~6个月,平均3个月;丙型肝炎2周~6个月,平均40天;丁型肝炎4~20周;戊型肝炎2~9周,平均6周。

（一）急性肝炎

1. 急性黄疸性肝炎 急性黄疸型肝炎可分为黄疸前期、黄疸期和恢复期三个阶段,病程2~4个月。

黄疸前期:可有畏寒、发热,约80%患者有发热、体温在38~39℃之间,一般不超过3天。少数患者以头痛、发热、四肢酸痛等症状为主,类似感冒。主要症状有全身乏力、食欲减退、恶心、呕吐、厌油、腹胀、肝区痛、尿色加深等,肝功能改变主要为ALT升高。本期持续1~21天,平均5~7天。

黄疸期:自觉症状好转,发热消退,但尿色进一步加深,巩膜和皮肤出现黄疸,1~3周内黄疸达高峰。肝大,质软、边缘锐利,有压痛及叩痛。部分病例有轻度脾大。肝功能检查ALT和胆红素升高,尿胆红素阳性。本期持续2~6周。

恢复期:症状逐渐消失,黄疸消退,肝、脾回缩,肝功能逐渐恢复正常。本期持续2周至4个月,平均1个月。

2. 急性无黄疸型肝炎 较黄疸型多见,约占急性肝炎的85%以上。除无黄疸外,其他临床表现与黄疸型相似。但起病较缓慢,症状较轻,主要表现为全身乏力,食欲下降,恶心,腹胀,肝区痛,肝大,有轻压痛及叩痛等。恢复较快,病程大多在3个月内。有些病例无明显症状,易被忽视。

（二）慢性肝炎

急性肝炎病程超过半年。

1. 轻度 病情较轻,可反复出现乏力、头晕、食欲有所减退、厌油、尿黄、肝区不适、睡眠不佳、肝稍大有轻触痛,可有轻度脾大。部分病例症状、体征缺如。肝功能指标仅1或2项轻度异常。

2. 中度 症状、体征、实验室检查居于轻度和重度之间。

3. 重度 一般情况较差,常见的症状有乏力、食欲减退、腹胀、尿黄、便溏等,伴肝病面容、肝掌、蜘蛛痣、肝大,质较硬,脾大。肝功能明显减退,白/球比例倒置。肝活检有早期肝硬化的病理改变。

（三）重型肝炎

1. 急性重型肝炎 又称暴发型肝炎。常有身体过劳、精神刺激、营养不良、妊娠、合并感染、饮酒及应用损害肝的药物等诱因。起病初期与急性黄疸性肝炎相似,病后10日内病情急剧恶化,可有高热、极度疲乏、恶心、呕吐和频繁呃逆、精神神经症状,表现为嗜睡、性格改变、烦躁不安、昏迷等。出现Ⅱ度以上肝性脑病表现。黄疸迅速加深,肝进行性缩小,有出血倾向。体检有扑翼样震颤及病理反射。肝功能异常,多数患者出现酶-胆分离现象(转氨酶轻度增高或正常,胆红素明显增高)和凝血酶原时间显著延长及凝血酶原活动度明显降低。部分患者经积极治疗有望康复,但较多患者在后期常因发生肝、肾功能衰竭、大出血及脑水肿、脑疝等死亡。病程一般不超过3周。

2. 亚急性重型肝炎 临床表现与重型肝炎相类似,大多数于病后15日~24周出现上述症状,首先出现Ⅱ度以上肝性脑病者称脑病型;首先出现腹水及相关症候者称腹水型。本病病程较长,可达数月,一旦出现肝肾综合征预后极差,存活病例可发展为坏死后肝硬化。

3. 慢性重型肝炎　临床表现同亚急性重型肝炎,但有慢性肝炎或肝炎后肝硬化病史、体征和肝功能损害,预后较差,病死率高。

【实验室检查】

（一）血尿常规

急性肝炎早期白细胞总数正常或略高。重型肝炎时白细胞可升高,红细胞、血红蛋白下降;肝炎后肝硬化伴脾功能亢进者可有红细胞、白细胞、血小板下降。尿胆红素和尿胆原的检测是早期发现黄疸型肝炎的简易有效方法,同时有助于黄疸的鉴别诊断。

（二）肝功能检查

1. 血清酶检查

（1）丙氨酸转氨酶（ALT）:最常用,是判定肝细胞损害最敏感的指标。急性病毒性肝炎在黄疸出现前 3 周开始升高,直至黄疸消退后 2～4 周恢

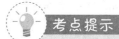

考点提示

ALT为判定肝细胞损害最常用,早期最敏感指标

复正常,慢性肝炎病毒活动期 ALT 亦升高,重型肝炎由于大量肝细胞坏死,ALT 随黄疸迅速加深反而下降,出现胆-酶分离现象。

（2）天冬氨酸转氨酶（AST）:在肝病时血清 AST 升高与肝病严重程度呈正相关。

（3）γ 谷氨酰转肽酶（γ-GT）:在肝炎和肝癌时均升高。

2. 血清蛋白　慢性肝炎中度以上、肝硬化、重型肝炎时出现白蛋白降低,球蛋白升高,白/球（A/G）比例下降甚至倒置。

3. 胆红素　急性或慢性黄疸型肝炎时血清胆红素升高,活动性肝硬化时亦可升高且消退慢,重型肝炎常超过 $171\mu mol/L$,一般情况下,肝损程度与胆红素含量呈正比。

4. 其他　凝血酶原活动度（PTA）<40% 是诊断重型肝炎的重要依据,肝衰竭清除氨的能力减退或丧失,导致血氨升高。

（三）病原学检查

1. 甲型肝炎　抗-HAV IgM 急性期阳性;抗-HAV IgG 恢复期阳性;粪便中检出 HAV 颗粒或抗原或 HAV RNA,有上述任何一项并有急性肝炎的临床表现就可确诊为甲型肝炎。

2. 乙型肝炎　有以下任何一项阳性,可诊断为现症 HBV 感染:血清 HBeAg（+）;血中检出 HBV DNA;血清抗-HBc IgM（+）;肝组织 HBcAg 和（或）HBsAg（+）,或检出 HBV DNA。

3. 丙型肝炎　有急、慢性肝炎临床表现,抗 HCV 阳性或 HCV RNA 阳性,可诊断丙型肝炎。

4. 丁型肝炎　急、慢性肝炎临床表现,有现症 HBV 感染,同时血清 HDVAg 或 HDV IgM 或高滴度抗 HDV IgG 或 HDV RNA 阳性,或肝内 HDVAg 或 HDV RNA 阳性。确诊为丁型肝炎。

5. 戊型肝炎　血清抗-HEV IgM（+）,血或粪便 HEV RNA 阳性,粪便中检出 HEV 颗粒,结合临床表现,可确诊为戊型肝炎。

【诊断与鉴别诊断】

（一）流行病学资料

夏秋、秋冬出现肝炎流行高峰,或出现食物和水型暴发流行,有不良饮食习惯、水源污染及接触史有助于甲型和戊型肝炎的诊断。有与乙型、丙型肝炎患者密切接触史,家庭成员有无 HBV 感染者,特别是 HBV 感染的母亲所生婴儿或有输血、输入血制品的病史者,常对乙

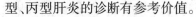

型、丙型肝炎的诊断有参考价值。

（二）临床资料

1. 急性肝炎　病初常有畏寒、发热、乏力、头痛、周身不适、厌食、恶心等急性感染症状，数日后体温恢复正常，但仍感乏力、厌食并出现腹胀、肝区痛等肝炎症状。部分患者出现黄疸、肝肿大。血清 ALT 显著升高，A/G 比值正常，黄疸型肝炎时血清总胆红素增高。

2. 慢性肝炎　肝炎病程持续半年以上，常有乏力、厌食、腹胀及肝区不适等症状。可有慢性肝病容、蜘蛛痣、肝掌及质地较硬的肝肿大，有时脾肿大和出现黄疸。血清 ALT 反复或持续升高、A/G 比值常下降或倒置。

3. 重型肝炎　急性肝炎病情迅速恶化，10 日内出现Ⅱ度以上肝性脑病者为急性重型肝炎。急性肝炎患者病程 10 日以上，并出现极度乏力、厌食、腹胀或呃逆等消化道症状，黄疸迅速加深，出血倾向明显，发生腹水、水肿及肝性脑病，肝功能严重损害者，则为亚急性重型肝炎。慢性重型肝炎的临床表现与亚急性重型肝炎相似，但有慢性肝炎或肝硬化病史，预后差。

（三）实验室检查

根据肝功能检查和病原血清学检查可确诊。与感染中毒性肝炎，药物性、酒精性肝损害，肝外梗阻性黄疸等疾病相鉴别。

【治疗】

病毒性肝炎目前还缺乏可靠的特效治疗方法。肝炎的治疗原则均以足够的休息、营养为主，辅以适当药物，避免饮酒、过劳和损害肝脏药物。

（一）急性肝炎

强调早期卧床休息，症状明显改善后再逐渐增加活动。临床症状消失、肝功能恢复正常后，仍应休息 1~3 个月。

饮食可给予适合患者口味的清淡食品，适当的补充维生素和摄入适量蛋白质 1.0~1.5g/（kg·d）。热量不足者应静脉补充葡萄糖。辅以药物对症及恢复肝功能，药物不宜太多，以免加重肝脏负担。

（二）慢性肝炎

根据病人具体情况采用综合性治疗方案，包括合理的休息和营养，心理平衡，改善和恢复肝功能，调节机体免疫，抗病毒，抗纤维化等治疗。可根据病情采用下列药物：

1. 抗肝炎病毒药　如干扰素、阿糖腺苷、阿昔洛韦、拉米夫定等。

2. 增强或调节免疫的药物　如胸腺肽、白介素；中药猪苓多糖、冬虫夏草、丹参等。

3. 降酶、降黄药物　如五味子类、联苯双酯、山豆根类（苦参碱等），甘草提取物、垂盆草，齐墩果酸等有降转氨酶作用；丹参、茵黄、门冬氨酸钾镁、前列腺素 E1、山莨菪碱、腺苷蛋氨酸等有退黄作用。

（三）重型肝炎

强调早期诊断，治疗原则是以支持和对症疗法为基础的综合性治疗，促进肝细胞再生，预防和治疗各种并发症。对于难以保守恢复的病例，有条件时可采用人工肝支持系统，争取肝移植。出现重症肝炎，及时送上级医院治疗。

【预防】

（一）控制传染源

1. 隔离传染源　甲型、戊型肝炎应自发病之日起，按肠道传染病隔离 3 周。乙型、丙型、丁型和庚型肝炎及病毒携带者,可按血液和密切接触传染病由急性期隔离至病毒消失。从事食品加工、饮食服务、饮用水供应、托幼保育等工作的肝炎患者和病毒携带者,应暂时调离原职工作。

2. 观察接触者　接触甲型、戊型肝炎患者的儿童应检疫45日。密切接触急性乙型、丙型肝炎者亦应医学观察45日。密切接触戊型肝炎者应医学观察60日。

（二）切断传播途径

1. 普及肝炎防治知识、搞好环境卫生和个人卫生,养成良好的卫生习惯。加强水源管理和粪便管理,做好饮水消毒和食品卫生工作。

2. 加强托幼单位和服务行业的卫生监督和管理工作,严格执行餐具、用具消毒制度。儿童实行"一人一巾一杯"制。理发、美容、洗浴用具应按规定进行消毒处理。

3. 防止医源性传播,医疗和预防用的注射器材,实行"一人一针一管"制。各种医疗器械和患者用具应实行"一人一用一消毒'制。对带脓、血、分泌物及其污染物品必须严格消毒处理。严防血液透析、介入性诊疗、脏器移植时感染肝炎病毒。

（三）保护易感人群

1. 主动免疫　甲型肝炎易感人群可通过接种甲肝疫苗来获得免疫力。接种乙肝疫苗是预防和控制乙型肝炎流行的关键措施,乙肝易感人群均可接种。接种的程序为0、1、6各接种一次,每次注射基因工程疫苗5μg,高危人群可适当加大剂量。母亲为HBsAg和HBeAg双阳性的新生儿。最好是应用乙肝疫苗和乙肝免疫球蛋白(HBIG)进行联合免疫,保护率可达90%。

2. 被动免疫　对近期与甲型肝炎患者有密切接触的易感儿童可选用免疫球蛋白肌内注射,注射时间越早越好,不应迟于接触后7~14日。对由各种原因已暴露于HBV的易感者,均宜用乙肝免疫球蛋白(HBIG)进行被动免疫。免疫力可维持3周。

第二节　传染性非典型肺炎

　　患者,男,35岁,因发热、咳嗽、咳痰2天收入院。患者有畏寒,伴有头痛、关节酸痛、肌肉酸痛、乏力、腹泻;偶有干咳,痰量少;1天后呼吸加速,有气促;询问病史于4天前陪伴SARS病人去医院就诊。体检:T 38.9℃,P 96次/分,R 29次/分,BP 115/70mmHg,神清、面色稍红,四肢暖,巩膜无黄染,皮肤黏膜无出血点和蜘蛛痣,全身浅表淋巴结不大,心肺无异常。腹平软,未见腹壁静脉曲张,无压痛、反跳痛、未触及皮块,肝脾未及,移动性浊音(-),肠鸣音6次/分,双下肢无水肿。化验:Hb 110g/L,WBC 7.0×10^9/L,分类N 88%,M 3%,PLT 80×10^9/L,大便隐血阴性。X线开始主要为分布在肺野外周的边缘有模糊的实变影,2天后变成絮状、片状、斑片状浸润性阴影。

　　请问:1. 请做出初步诊断,其诊断依据是什么?

　　　　2. 本病需要与哪些疾病进行鉴别诊断?

　　　　3. 本病应该采取哪些处理措施?

传染性非典型肺炎是一种由新型冠状病毒引起的急性呼吸系统传染病,具有极强的传染性和较高病死率,是一种严重急性呼吸综合征(SARS)。本病大多以发热为首发症状,以头痛、干咳、胸闷、乏力、肌肉酸痛等主要症状为临床的基本特征,严重者出现快速进展的呼吸系统衰竭和多脏器功能衰竭。病理变化以肺部的弥漫性肺泡损伤、肺水肿和透明膜形成,继而肺泡内机化及肺间质纤维化,造成肺泡纤维闭塞。

【病原学】

引起传染性非典型肺炎的病原体是冠状病毒的一个新变种,为 RNA 病毒。此病毒对热敏感,56℃加热 90 分钟、紫外线照射 60 分钟及常用消毒剂(过氧乙酸、乙醇、次氯酸钠等)均可把它杀灭。

【流行病学】

（一）传染源

患者为重要的传染源。尤其是急性期患者体内呼吸道分泌物和(或)血液里病毒含量高,经呼吸道分泌物排出。少数患者有腹泻,排泄物亦含有病毒。潜伏期患者传染性低或无传染性,康复患者无传染性。

（二）传播途径

主要通过患者呼出或排出的飞沫、体液(分泌物、汗液、呕吐物、眼泪、尿液等)以及被污染的物品进行传播。

（三）易感人群

人群普遍易感,发病患者以青壮年多见,儿童和老年人较少见。高危人群有流行期间到过或居住于疫区者、与 SARS 患者有密切接触者(患者亲属、医护人员等)。

（四）流行特征

冬春季节高发,人口密集度集中区域高发。有明显的家庭和医院聚集现象。

【临床表现】

潜伏期 1~16 天,多为 4~5 天。典型病例分为初期、进展期和恢复期。

（一）症状

1. 初期 起病急,以发热为首发症状,体温常超过 38℃,常伴有寒战、头痛、全身酸痛、乏力等全身毒血症状。

2. 进展期 持续高热,出现咳嗽、气促、呼吸困难等呼吸道症状,严重者表现为进行性呼吸困难和低氧血症。少数重症患者可因呼吸衰竭、败血症、肝肾功能损害而死亡。

3. 恢复期 发病 2~3 周后或以后,多数患者体温开始降低至正常,全身毒血症状逐渐减轻,但肺部病变吸收较缓慢。

轻型患者临床症状轻,病程短。重症患者病情重,进展快,易出现呼吸窘迫综合征。儿童患者的病情较成人轻。

（二）体征

呼吸急促,肺部体征不明显,部分患者可闻及少许湿性啰音或有肺部实变体征。

【实验室检查】

1. 血常规 外周血白细胞计数一般不升高,或降低;常有淋巴细胞计数减少。

2. 反转录聚合酶链反应(RT-PCR) 为检测呼吸道分泌物、血液、粪便、尿液中 SARS 病毒的常用方法,具有早期诊断价值。

3. 血清抗体检测 可采用酶联免疫检测法(ELISA)或间接免疫荧光法检测血清中

SARS 病毒抗体。

4. 病毒分离鉴定 对检测标本采用 Vero 细胞分离培养病毒,并进行检测鉴定。

5. 肺部影像学检查 肺部不同程度的片状、斑片状浸润性阴影或呈网状样改变。

【诊断与鉴别诊断】

根据病例的流行病学资料、症状与体征、实验室检查、肺部影像学检查综合判断进行临床诊断。

(一)诊断依据

1. 流行病学资料

(1)发病前 2 周曾密切接触过同类病人或者有明确的传染给他人的证据。

(2)生活在流行区或发病前 2 周到过 SARS 正在流行的地区。

2. 症状与体征 发热(>38℃)和咳嗽、呼吸加速,气促,或呼吸窘迫综合征,肺部啰音或有肺实变体征之一者。

3. 实验室检查 早期血 WBC 计数不升高,或降低,常有淋巴细胞计数减少。

4. 肺部影像学检查 肺部不同程度的片状、斑片状浸润性阴影或呈网状样改变。

5. 抗菌药物治疗无明显效果。

(二)SARS 重症病例诊断标准

SARS 病例符合下列标准的其中之一可诊断为 SARS 的重症病例:①多叶病变或 X 线胸片 48 小时内病灶进展 >50% ;②呼吸困难,呼吸频率 >30 次/分;③低氧血症,吸氧 3 ~ 5 升/分条件下,$SaO_2 <93\%$,或氧合指数 < 300mmHg;④出现休克、ARDS(呼吸窘迫综合征)或 MODS(多器官功能障碍综合征);⑤具有严重的基础疾病,或合并其他感染性疾病,或年龄大于 50 岁。

(三)实验室检查

1. 血常规 外周血白细胞计数一般不升高,或降低;常有淋巴细胞计数减少。

2. T 细胞及其亚群 SARS 病人的 T 淋巴细胞、CD4$^+$细胞和 CD8$^+$细胞均有显著降低,恢复期时 CD4$^+$细胞和 CD8$^+$细胞恢复正常。此项检测有利于了解病人的细胞免疫功能和病情预后情况。

3. RT- PCR 为检测呼吸道分泌物、血液、粪便、尿液中 SARS 病毒的常用方法,具有早期诊断价值。

4. 血清抗体检测 可采用酶联免疫检测法(ELISA)或间接免疫荧光法检测血清中 SARS 病毒抗体。

5. 病毒分离鉴定 对检测标本采用 Vero 细胞分离培养病毒,并进行检测鉴定。

(四)鉴别诊断

临床上要注意排除上呼吸道感染、流行性感冒、细菌性或真菌性肺炎、艾滋病合并肺部感染、肺结核、肺部肿瘤、流行性出血热、军团菌病、非感染性间质性肺疾病、肺栓塞症、肺不张、肺嗜酸性粒细胞浸润症、肺血管炎等临床表现类似的呼吸系统疾病。

【治疗】

目前尚无特效的治疗药物。治疗措施有:

(一)一般治疗

1. 卧床休息,注意维持水电解质平衡。

2. 密切观察病情变化(不少患者在发病后的 2 ~ 3 周内都可能属于进展期)。一般早期给予持续鼻导管吸氧(吸氧浓度一般为 1~3L/min)。

3. 根据病情需要,每天定时或持续监测脉搏容积血氧饱和度(SO_2)。

4. 定期复查血常规、尿常规、血电解质、肝肾功能、心肌酶谱、T 淋巴细胞亚群(有条件)和 X 线胸片等。

(二)对症治疗

1. 发热超过 38.5℃者、全身酸痛明显者可使用解热镇痛药。高热者,给予物理降温措施。

2. 咳嗽、咳痰者给予镇咳、祛痰药。

3. 维持营养及水电解质平衡,保护心、肝、肾重要脏器功能。

4. 胸闷、气促、轻度低氧血症者,应及早给予持续鼻导管吸氧。

5. 白细胞明显减少者,可输血或其他相应处理。

6. 糖皮质激素的使用 应用糖皮质激素的目的在于抑制异常的免疫病理反应,减轻全身炎症反应状态,从而改善机体的一般状况,减轻肺的渗出、损伤,防止或减轻后期的肺纤维化。

(1)应用指征:具有严重中毒症状;高热不退达到重症病例标准者。

(2)用法:以小剂量短疗程用药为佳,成人推荐剂量相当于甲泼尼龙 80~320mg/d,静脉给药具体剂量可根据病情及个体差异进行调整。

(3)注意事项:当临床表现改善或胸片显示肺内阴影有所吸收时,逐渐减量停用。一般每 3~5 天减量 1/3,通常静脉给药 1~2 周后可改为口服泼尼松或泼尼龙。一般不超过 4 周,不宜过大剂量或过长疗程,应同时应用制酸剂和胃黏膜保护剂,还应警惕继发感染,包括细菌或(和)真菌感染,也要注意潜在的结核病灶感染扩散。

(三)中医药治疗

治疗原则为:温病,卫、气、营、血和三焦辨证论治。可采用 2003 年国家中医药管理局组织专家制定的中医药治疗方案。

【预防】

预防原则是早发现、早报告、早隔离、早治疗,采取以管理控制传染源为主的综合性措施。

(一)隔离管理传染源

SARS 属于乙类传染病,但要严格按照甲类传染病管理要求进行管理。

1. 对密切接触者隔离观察期限为 14 日(从最后接触之日算起),应每天早晚各测量体温 1 次。所有的接触者,在观察期间,一旦出现发热、咳嗽等症状,应由负责转运的医疗机构,尽快送到当地的发热门诊就诊。

2. 及时如实报告疫情,出现疫情,2 小时电话报告。

3. 对疫点、收治病人或疑似病人的区域,要进行严格的隔离、消毒。

(二)切断传播途径

1. 社区综合性预防 开展本病的科普宣传,流行期间减少大型群众集会等活动,保持空气流通。

2. 保持良好的个人卫生习惯。

3. 医院应设立发热门诊,建立本病的专门通道,防止医院内感染。

4. 对患者或疑似病例的物品、住所及逗留过的场所和交通工具要进行充分的消毒处理。

(三)保护易感人群

良好的生活习惯有助于提高人体对 SARS 的抵抗能力,目前尚无有效的疫苗或药物预防,相关医药正在研制,尚在临床实验阶段。

 知识拓展

传染性非典型肺炎(IAP)国际上称严重急性呼吸综合征(SARS),是 SARS 冠状病毒引起的一种新的急性呼吸系统传染病。主要通过近距离飞沫、接触患者呼吸道分泌物及密切接触传播。临床上以起病急、发热、头痛、肌肉酸痛、乏力、干咳少痰为特征,严重者出现气促或呼吸窘迫。传染性强、病死率高。治疗以综合治疗为主,主要进行对症治疗,维护重要脏器功能,促进疾病恢复。

第三节　甲型 H1N1 流感

病例

患者,女性,8 岁。因发热、流涕、咽痛、头痛、乏力 3 天于 3 月 18 日入院。体检:T 39.5℃,P 115 次/分。精神稍差,急性病容。全身浅表淋巴结无肿大,双侧结膜充血,咽部充血。双肺呼吸音粗。心率 115 次/分,律齐,各瓣膜区均未闻及病理性杂音。血常规:WBC 3.9×10^9/L,N 0.6,L 0.35。

请问:1. 提出初步诊断意见。

2. 制订治疗计划。

3. 该患者需要与哪些疾病鉴别?

甲型 H1N1 流感为急性呼吸道传染病,其病原体是一种新型的甲型 H1N1 流感病毒,在人群中传播。与季节性流感病毒不同,该病毒毒株包含有猪流感、禽流感和人流感三种流感病毒的基因片段。人群对甲型 H1N1 流感病毒普遍易感,并可以人传染人。人感染甲型流感病毒后的早期症状与普通流感相似,包括发热、咳嗽、喉痛、身体疼痛、头痛、发冷和疲劳等,有些还会出现腹泻或呕吐、肌肉痛或疲倦、眼睛发红等。病理改变主要显现病毒性肺炎的特点,黏膜下层有出血、水肿,镜下可见白细胞浸润。肺泡有纤维蛋白渗出物,常常有出血,可查见中性粒细胞及单核细胞。

【病原学】

甲型 H1N1 病毒为 RNA 病毒,感染人的血清型主要有 H1N1、H1N2 和 H3N2。

流感病毒有三种类型:甲型(A 型)流感病毒感染哺乳动物以及鸟类;乙型(B 型)流感病毒和丙型(C 型)流感病毒仅感染人类,疾病的产生通常较甲型病毒温和;并不会引起严重的疾病。甲型 H1N1 流感病毒是 A 型流感病毒。

流感病毒不耐热,加热到 56℃ 30 分钟、65℃ 5 分钟或 100℃ 1 分钟即可灭活;不耐酸和乙醚,对紫外线、甲醛、乙醇和常用消毒剂均敏感。

【流行病学】

(一)传染源

甲型 H1N1 流感病人为主要传染源,无症状感染者也具有传染性。病人从潜伏期的后

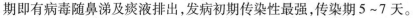

期即有病毒随鼻涕及痰液排出,发病初期传染性最强,传染期 5～7 天。

（二）传播途径

主要通过飞沫经呼吸道传播,也可通过口腔、鼻腔、眼睛等处黏膜直接或间接接触传播。接触患者的呼吸道分泌物、体液和被病毒污染的物品亦可引起感染。

（三）易感人群

人群普遍易感。一般以 5～20 岁发病率较高,妊娠期妇女、各种慢性疾病致免疫功能低下者、肥胖者及儿童和 65 岁以上老人属高危人群。感染后可获得一定的免疫力,但不同亚型间无交叉免疫力。病毒变异后,人群重新易感而反复发病。

（四）流行特征

一般多发生于冬季,于 2～3 周达到高峰。主要发生于学校、工厂、单位及公共娱乐场所等人群密集的地方。流行通常突然发生,发病率高,传播迅速。常沿交通线传播,先城市后农村,先集体后散居发病。

【临床表现】

甲型 H1N1 流感的潜伏期,较流感、禽流感潜伏期长,潜伏期时长 1～7 天。部分患者病情可迅速发展,来势凶猛、突然高热、体温超过 38℃,甚至继发严重肺炎、急性呼吸窘迫综合征、肺出血、胸腔积液、血细胞减少、肾功能衰竭、败血症、休克及 Reye 综合征、呼吸衰竭及多器官损伤,导致死亡。患者原有的基础疾病亦可加重。

（一）单纯型流感

急性起病,体温 39～40℃,伴畏寒、乏力、头痛、肌肉关节酸痛等全身症状明显,呼吸道卡他症状轻微,可有流涕、鼻塞、干咳等。查体:急性病容,咽部充血红肿,无分泌物,肺部可闻及干性啰音。

（二）肺炎型流感（又名原发性流感病毒性肺炎）

1. 轻型　起病如典型流感,1～2 日后咳嗽加剧,有淡灰色黏痰,无明显呼吸困难,可闻及肺部干、湿啰音。X 线检查肺有炎性阴影,1～2 周后症状渐减,炎症消散。一般多见于成年人。

2. 重型　起病同典型流感,1～2 日后病情急剧加重;高热不退、全身衰竭、剧烈咳嗽、血性痰液、呼吸急促、发绀。双肺满布湿啰音,但无肺实变体征。X 线检查可见双肺絮状阴影,由肺门向周围扩散,边缘区阴影较少。痰细菌培养阴性,抗生素治疗无效。此型多发于老年、孕妇、幼儿或原有较重慢性疾病与久用免疫抑制剂治疗者,常在 1～2 周内发生呼吸、循环衰竭,预后差。

（三）轻型流感

轻型患者呈中轻度发热,体温在 39℃ 以下,全身与呼吸道症状都较轻,病程 2～3 日。

（四）胃肠型流感

除发热外,以恶心、呕吐、腹泻为主。

【实验室检查】

（一）外周血象检查

白细胞总数一般不高或降低。

（二）病原学检查

1. 病毒核酸检测　以 RT-PCR 法检测呼吸道标本(咽拭子、鼻拭子、鼻咽或气管抽取物、痰)中的甲型 H1N1 流感病毒核酸,结果可呈阳性。

2. 病毒分离　呼吸道标本中可分离出甲型 H1N1 流感病毒。

3. 血清抗体检查 动态检测双份血清甲型 H1N1 流感病毒特异性抗体水平。

【诊断与鉴别诊断】

近期在本地或邻近地区有流感流行,根据典型临床表现,如高热、全身疼痛、显著乏力等全身中毒症状,一般呼吸道症状较轻,可作出临床诊断。伴有严重呼吸道症状时应考虑流感肺炎。散发病例及轻型病例诊断较困难。确诊依靠从患者分泌物中检出流感抗原、血清抗体反应阳性或分离到病毒。

与普通感冒、急性细菌性扁桃体炎、流行性脑脊髓膜炎、钩端螺旋体病、支原体肺炎等鉴别。

【治疗】

（一）一般治疗

注意休息,多饮水,密切观察病情变化;对高热病例可给予退热治疗。

（二）抗病毒治疗

甲型 H1N1 流感病毒目前对神经氨酸酶抑制剂达菲（奥司他韦）、扎那米韦敏感,对金刚烷胺和金刚乙胺耐药。

对于发病时即病情严重、发病后病情呈动态恶化的病例,应及时给予神经氨酸酶抑制剂进行抗病毒治疗。开始给药时间应尽可能在发病48小时以内（以 36 小时内为最佳）。对于较易成为重症病例的高危人群,一旦出现流感样症状,不一定等待病毒核酸检测结果,即可开始抗病毒治疗。孕妇在出现流感样症状之后,宜尽早给予神经氨酸酶抑制剂治疗。

达菲（奥司他韦） 成人用量为 75mg/d,2 次/天,疗程为 5 天。对于危重或重症病例,奥司他韦剂量可酌情加至 150mg/d,2 次/天。对于病情迁延病例,可适当延长用药时间。1 岁及以上的儿童患者应根据体重给药:体重不足 15kg 者,予 30mg,2 次/天;体重 15～23kg 者,予 45mg,2 次/天;体重 23～40kg 者,予 60mg,2 次/天;体重大于 40kg 者,予 75mg,2 次/天。对于吞咽胶囊有困难的儿童,可选用奥司他韦混悬液。

扎那米韦 用于成人及 7 岁以上儿童。用量为 10mg 吸入,2 次/天,疗程为 5 天。

【预防】

（一）管理传染源

1. 流行期间,出现发热症状应前往发热门诊,并按规定隔离。

2. 常备治疗感冒的药物,一旦出现流感样症状（如发热、咳嗽、流涕等）,应尽早服药对症治疗,并尽快就医,不要上班或上学,尽量减少与他人接触的机会。

（二）切断传播途径

1. 应保持室内通风,少去人多、不通风的场所。

2. 做饭时生熟要分开,猪肉烹饪至 71℃以上,以完全杀死甲型 H1N1 流感病毒。

3. 普通家庭还可用乙醇为日常用品消毒。

4. 避免接触生猪或前往有猪的场所。

5. 咳嗽或打喷嚏时用纸巾遮住口鼻,然后将纸巾丢进垃圾桶。

（三）保护易感人群

1. 勤洗手,养成良好的个人卫生习惯。

2. 睡眠充足,多喝水,保持身体健康。

3. 避免接触流感样症状（发热,咳嗽,流涕等）或肺炎等呼吸道病人。

4. 避免前往人群拥挤场所。

5. 最基本的措施是疫苗接种：可分为流感减毒活疫苗、全病毒灭活疫苗、裂解疫苗和亚单位疫苗。

6. 可口服金刚烷胺 0.1g，2 次/日，连服 10～14 天预防。

第四节 人禽流行性感冒

 病例

患者余某，男，25 岁，农民，10 天前以发热、咳嗽、咽痛、头痛、全身肌肉酸痛、腹痛、腹泻（稀水样便）为主诉收入院。发病前曾有病死家禽接触史。查体：急性病容，体温 39℃，肺部闻及湿啰音。X 线：肺部实变，胸腔积液。实验室检查：白细胞计数不高，淋巴细胞数降低，ALT 升高，鼻咽部分泌物禽流感病毒 H5N1 核酸阳性。诊断为"人感染高致病性禽流感"。给予相应治疗，但疗效不明显，病情加重出现 ARDS、肺出血等重症。由于患者病情危重，经全力抢救无效，于今日凌晨死亡。

请问：1. 本病患者的诊断标准是什么？确诊还需哪些依据？

2. 如何对社区居民进行健康教育，预防本病发生？

人禽流行性感冒，简称人禽流感，是由甲型（A 型）禽流感病毒某些感染禽类亚型中的一些毒株引起的急性呼吸道传染病。主要以呼吸系统症状为主，临床表现为高热、咳嗽和呼吸急促，病情轻重不一，其中由 H5N1、H7N9 亚型引起，病情严重，可出现毒血症、感染性休克、多脏器功能衰竭以及 Reye 综合征等多种并发症而致死亡。病理改变主要有支气管黏膜严重坏死，肺泡内大量淋巴细胞浸润，可见散在的出血灶和肺不张，肺透明膜形成。

【病原学】

禽流感病毒都为 A 型，为 RNA 病毒，病毒表面有血凝素（H）和神经氨酸酶（N），根据 H 和 N 分出许多亚型，目前已鉴定出 16 个 H 亚型（H1～H16）和 9 个 N 亚型（N1～N9）。甲型流感病毒除感染人外，还可感染猪、马、海洋哺乳动物和禽类。感染禽类的甲型流感病毒称禽流感病毒，其中的 H5 和 H7 亚型毒株（以 H5N1 和 H7N7 为代表）能引起严重的禽类疾病。目前感染人类的禽流感病毒亚型主要为 H5N1、H9N2、H7N7、H7N2、H7N9，其中感染 H5N1、H7N9 亚型的患者病情重，病死率高。H7N9 亚型为新型重配病毒，其内部基因来自于 H9N2 禽流感病毒。

病毒存在于病禽的所有组织、体液、分泌物和排泄物中，病毒对热较敏感，65℃ 30 分钟或 2 分钟以上可以灭活；紫外线（直射阳光下 40～48 小时）也可灭活病毒。对乙醚、三氯甲烷、丙酮等有机溶剂均敏感，常用消毒剂容易将其灭活。病毒对低温抵抗力较强，在粪便中可存活 1 周，在水中可存活 1 个月，真空干燥或 -20℃ 可长期保存。

【流行病学】

（一）传染源

主要是患禽流感或携带禽流感病毒的鸡、鸭、鹅等家禽，其中鸡是最主要的传染源，但其他野生禽类或猪等家畜也有成为传染源。尚无人与人之间传播的确切证据。

（二）传播途径

主要是经呼吸道传播，也可通过密切接触受染的禽类及其分泌物、排泄物和被污染的水等感染。

（三）人群易感性

人群普遍易感,12 岁以下儿童发病率较高,病情较重。从事家禽养殖业者及其同地居住的家属、在发病前1周内到过家禽饲养、销售及宰杀等场所者、接触禽流感病毒感染材料的实验室工作人员、与禽流感患者有密切接触的人员为高危人群。

（四）流行特征

禽流感全年均可发生,多发于冬、春季节。禽流感通常只在禽类间引起感染和传播,一般不会感染人类。近年来,荷兰、越南、泰国、柬埔寨、印尼及我国相继出现了人禽流感病例。人的禽流感病毒感染与鸡的禽流感流行地区一致,通常呈散发。禽甲型流感病毒极易发生基因变异,不断产生新的亚型而造成禽流感的暴发流行。

 知识拓展

人禽流感疫情

1997 年 8 月首次证实 H5N1 禽流感病毒感染人类。

据世界卫生组织 2007 年 5 月 16 日公布的数据,1997 年以来,全球共报告经病原学检查确认为 H5N1 人禽流感 306 例,其中死亡 185 例,病死率 60%。

截至 2013 年 8 月 31 日,我国内地共报告 134 例人感染 H7N9 禽流感确诊病例,其中死亡 45 例,康复 86 例,分布于 12 省市的 42 个地市。

2013 年 11 月 1 日起,人感染 H7N9 禽流感纳入法定乙类传染病。解除对人感染高致病性禽流感(H5N1)采取的传染病防治法规定的甲类传染病预防、控制措施。

【临床表现】

潜伏期通常在 7 日以内。一般为 1~3 日。

不同亚型的禽流感病毒感染人类后可引起不同的临床症状。感染 H9N2 亚型的患者通常仅有轻微的上呼吸道感染症状,部分患者甚至没有任何症状;感染 H7N7 亚型的患者主要表现为结膜炎;重症患者一般均为 H5N1 亚型病毒感染。H5N1 亚型病毒感染,急性起病,早期表现类似普通型流感。体温多持续在 39℃以上,热程 1~7 日,一般为 3~4 日。可伴有全身不适、肌肉酸痛、头痛、流涕、鼻塞、咳嗽、咽痛等症状。后期约半数病例出现肺部炎症,X线检查显示肺炎及胸腔积液。部分患者可有恶心、腹痛、腹泻、稀水样便等消化道症状。重症患者病情发展迅速,可伴有肺间质纤维化的广泛肺泡损伤,导致肺出血、呼吸窘迫综合征,最后因呼吸衰竭而死亡。

并发症主要有原发性病毒性肺炎、继发性细菌性肺炎、急性脑病伴内脏脂肪变性(Reye综合征)、肌炎等,亦可并发心肌炎、心包炎、中毒性休克、肝肾功能衰竭等。

【实验室检查】

（一）血常规与肝功能检查

血液白细胞总数一般不高或降低,淋巴细胞比例降低。并发细菌感染时白细胞总数升高。严重病例可出现全血细胞减少。肝功能检查可见转氨酶(ALT)升高。

（二）影像学检查

X 线胸片可见肺内斑片状、弥漫性或多灶性浸润,但缺乏特异性。重症患者肺内病变进展迅速,呈大片毛玻璃状或肺实变影像,少数可伴有胸腔积液。

检查方法还有:病毒抗原及基因检测、病毒分离、血清学检查。

【诊断与鉴别诊断】

（一）诊断

根据流行病学接触史、临床表现及实验室检查结果,可作出人禽流感的诊断。

流行病学接触史发病前1周内曾到过禽流感暴发的疫点,或与病死禽有接触史,或与被感染的禽及其分泌物、排泄物等有密切接触史,或与禽流感患者有密切接触史,或有从事实验室有关禽流感病毒研究史。

（二）诊断标准

1. 医学观察病例   有流行病学接触史,1周内出现流感样临床表现者。对于被诊断为医学观察病例者,医疗机构应当及时报告当地疾病预防控制机构,并对其进行7日医学观察。

2. 疑似病例   有流行病学接触史和临床表现,呼吸道分泌物或相关组织标本甲型流感病毒 M. 或 NP 抗原检测阳性或编码它们的核酸检测阳性者。

3. 临床诊断病例   被诊断为疑似病例,但无法进一步取得临床检验标本或实验室检查证据,而与其有共同接触史的人被诊断为确诊病例,并能够排除其他诊断者。

4. 确诊病例   从患者呼吸道分泌物标本中分离出特定病毒,或采用 RT-PCR 法检测到禽流感 H 亚型病毒基因,或采用免疫荧光法(或酶联免疫法)检测禽流感病毒亚型特异抗原阳性,或从发病初期和恢复期双份血清中检出抗禽流感病毒抗体有 4 倍以上升高者,即可确定诊断。

人禽流感应与普通感冒、流行性感冒、巨细胞病毒感染、衣原体肺炎、支原体肺炎、传染性非典型肺炎和细菌性肺炎等疾病相鉴别。

【治疗】

（一）一般对症治疗

注意休息,多饮水、给予易消化的饮食。发热时可用适量的解热剂,但儿童忌用阿司匹林及含水杨酸制剂的药物,以避免引起儿童 Reye 综合征。必要时使用止咳祛痰药物、缓解鼻黏膜充血药。

（二）抗病毒治疗

可在发病 48 小时内,试用下列抗病毒药物:

1. M_2 离子通道阻滞剂   该类药物主要通过干扰 M_2 离子通道活性来抑制病毒复制。金刚烷胺,成人剂量为 100mg,每天 2 次,共 5 天。1~9 岁儿童为每天 5mg/kg,分 2 次口服,每日总量不超过 150mg。老年及肾功能不全者应酌情减量。约有 14% 的患者出现胃肠道和神经系统副作用。前者包括恶心、呕吐、食欲减退、腹痛等;后者包括焦虑、注意力不集中、眩晕、嗜睡等,重者可出现谵妄、抽搐、运动失调。有癫痫病史者忌用。金刚乙胺(又称甲基金刚烷胺)应用剂量与金刚烷胺相同。神经系统不良反应比金刚烷胺少见。

2. 神经氨酸酶抑制剂   该类药物主要通过抑制流感病毒神经氨酸酶而抑制病毒复制,降低病毒致病力。

（1）达菲(奥司他韦):对耐金刚乙胺、金刚烷胺的流感仍有效。剂量为成人 150mg/d,分 2 次服用,疗程共 5 天。

（2）扎那米韦:经口腔吸入给药。6 岁以上患者,10mg/d 分 2 次吸入,连续 5 天;6 岁以下患儿不推荐使用。应特别注意本药有诱发老年患者发生支气管哮喘的危险。

3. 其他   利巴韦林等药物经体外试验证实有抗流感病毒作用。

（三）重症患者的治疗

重症患者应当送入 ICU 病房进行救治。对于低氧血症的患者应积极进行氧疗,保证患者血氧分压 >60mmHg。如经常规氧疗患者低氧血症不能纠正,应及时进行机械通气治疗,治疗应按照急性呼吸窘迫综合征（ARDS）的治疗原则,可采取低潮气量（6ml/kg）并加用适当呼气末正压（PEEP）的保护性肺通气策略。同时加强呼吸道管理,防止机械通气的相关合并症。出现多脏器功能衰竭时,应当采取相应的治疗措施。机械通气过程中应注意室内通风、空气流向和医护人员防护,防止交叉感染。

（四）其他

抗菌药物应在有继发细菌感染时酌情使用。中医药治疗参照国家中医药管理局制定的中医药防治禽流感方案。

【预防】

（一）管理传染源

加强禽类疾病的监测,一旦发现禽流感疫情,动物防疫部门应立即封锁疫区,将高致病性禽流感疫点周围半径 3 公里范围划为疫区。捕杀疫区内的全部家禽,并对疫区 5 公里范围内的易感禽类进行强制性疫苗紧急免疫接种。此外,应加强对密切接触禽类人员的检疫。

（二）切断传播途径

发生禽流感疫情后,应对禽类养殖场、市售禽类摊档以及屠宰场进行彻底消毒,对死禽及禽类废弃物应销毁或深埋。医院诊室要彻底消毒,防止患者排泄物及血液污染院内环境及医疗用品。医护人员要穿隔离服、戴口罩、戴手套,做好个人防护。加强检测标本和实验室毒株的管理,进行禽流感病毒分离的实验室应达到 P3 级生物安全标准。严格执行操作规范,防止医院感染和实验室的感染及传播。保持室内空气清新流通,勤洗手,养成良好的个人卫生习惯。

（三）保护易感人群

因禽流感病毒高度易变,目前尚无人用 H5N1 疫苗。发现禽流感疫情后,养殖和处理的所有相关人员做好个人防护工作,接触人禽流感患者也应戴口罩、戴手套、穿隔离衣,接触后注意规范洗手。注意饮食卫生、不喝生水、不吃未熟透的禽肉类及蛋类食品。

（曹文元）

第五节 艾 滋 病

 病例

　　患者,34 岁男性,因持续腹泻、发热 3～5 个月,胸部 X 线片示双肺中上结核（Ⅲ型）入院。患者外出打工 15 年,自诉打工期间有性乱史,否认吸毒、供受血、手术史。体温38～39℃,恶病质,双侧颈部淋巴结肿大,双侧腹股沟淋巴结肿大,面颈部皮肤黑色结节、斑块隆起。CT 示双肺中上结核（Ⅲ型）、纵隔淋巴结和肝脾肿大。实验室检查:WBC＋DC 正常,痰检抗酸杆菌（－）。HIV 初筛及确认试验（＋）。患者已婚,育一男孩 11 岁。

　　请问:1. 患者为什么会出现身体多处淋巴结肿大和多脏器的损伤?

　　　　　2. 该患者最可能的诊断是什么?

　　　　　3. 是否有必要对其妻、儿进行 HIV 感染筛查?

艾滋病又称获得性免疫缺陷综合征(AIDS),是由人免疫缺陷病毒(HIV)引起的慢性全身性传染病。由于 HIV 主要侵犯、破坏辅助性 T 淋巴细胞,导致机体细胞免疫功能受损,CD4$^+$T 细胞减少,临床特征多样化,最终并发各种严重机会性感染和肿瘤。本病在全世界各地区均有流行,但 97% 以上在中、低收入国家,尤以非洲为重,目前我国面临艾滋病发病和死亡的高峰期,且已由吸毒、暗娼等高危人群开始向一般人群扩散。

【病原学】

人免疫缺陷病毒(HIV)为单链 RNA 病毒,属于逆转录病毒科慢性病毒属,HIV 直径为100nm,由包膜和核心两部分组成。外层为类脂包膜,其中主要有外膜蛋白(gp120)和透膜蛋白(gp41);核心包括两条正链 RNA、病毒蛋白 R 和病毒复制所需的酶类以及结构蛋白(核心蛋白 p24、基质蛋白 p6 及 p9 等)。HIV 病毒嗜淋巴细胞和神经细胞,主要感染 CD4$^+$T 细胞,也能感染单核-吞噬细胞、B 淋巴细胞、骨髓干细胞等。

目前已知 HIV 有两型,分别为 HIV-1 和 HIV-2,HIV-1 为主要流行株,是引起艾滋病的主要病原。HIV-2 其传染性和致病性均较低。HIV 感染人体后产生的多种蛋白抗体(抗-HIV)中和作用低,不产生持久性的保护性免疫,故 HIV 抗原与抗-HIV 同时存在的血清仍具有传染性。

HIV 在外界环境中的生存能力较弱,对物理因素和化学因素的抵抗力较低。对热敏感,56℃处理 30 分钟、100℃ 20 分钟可将 HIV 完全灭活。巴氏消毒及多数化学消毒剂的常用浓度均可灭活 HIV。如 75% 乙醇、0.2% 次氯酸钠、1% 戊二醛、20% 乙醛及丙酮、乙醚及漂白粉等均可灭活 HIV。但紫外线或 γ 射线不能灭活 HIV。

【流行病学】

（一）传染源

无症状 HIV 携带者和艾滋病患者是本病的唯一传染源。无症状 HIV 携带者是有重要意义的传染源。

考点提示
艾滋病病原

（二）传播途径

HIV 主要存在于受感染者和患者的血液、唾液、乳汁、精液、泪液和生殖道分泌物中。常见传播途径有:

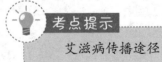
考点提示
艾滋病传播途径

1. 性接触传播　是主要的传播途径,与已感染的伴侣发生无保护的性行为,包括同性、异性和双性性接触传播。

2. 血液和血制品传播　静脉药瘾(与他人共用被感染者使用过的、未经消毒的注射工具,是一种非常重要的 HIV 传播途径)或输入含有 HIV 污染的血液和血液制品、医源性诊疗操作等均可感染 HIV。

3. 母婴传播　感染 HIV 的母亲在怀孕期间可通过胎盘传播、也可在生产过程中通过产道传播,还可在母乳喂养过程中通过乳汁传播给胎儿、新生儿及婴儿。

4. 其他　如人工授精、器官和皮肤移植及医务人员意外针刺等也可感染 HIV。

目前无证据表明通过握手,拥抱,礼节性亲吻,同吃同饮,共用厕所和浴室,共用办公室、公共交通工具、娱乐设施等一般社交及生活接触传播本病。

（三）人群的易感性

普遍易感,多发生在 15～49 岁的青壮年。高危人群包括同性、双性恋者、性乱交者、静脉药瘾者、血友病患者及多次接受输血和血制品者以及 HIV 感染母亲所生的婴儿。

【临床表现】

本病潜伏期可为数月至 10 余年不等,平均为 9 年。我国将 HIV 感染分为三期。

考点提示

艾滋病临床表现

（一）急性期

通常发生在初次感染 HIV 后 2～4 周。临床主要表现为发热、咽痛、盗汗、恶心、呕吐、腹泻、皮疹、乏力、关节肌肉痛和淋巴结肿大及皮疹等。多数患者临床症状轻微,持续 1～3 周后缓解。此期血清可检出 HIV-RNA 与 p24 抗原,血小板可减少,CD4$^+$T 淋巴细胞减少,CD4$^+$/CD8$^+$T 淋巴细胞比例可倒置。

（二）无症状期

可从急性期进入此期,或无明显的急性期症状而直接进入此期。此期持续时间一般为 6～8 年或更长,其长短与感染病毒的数量、型别,感染途径,机体免疫状况等多种因素有关。其特点是无明显临床症状,但血清中可检出抗-HIV、HIV 核心蛋白(p24)和包膜蛋白抗体,具有传染性。

（三）艾滋病期

为该病的最终阶段。患者 CD4$^+$T 淋巴细胞计数明显下降,HIV 血浆病毒载量明显升高。此期主要临床特点为 HIV 相关症状、各种机会性感染及肿瘤。

1. 艾滋病期的主要 5 种表现

（1）体质性疾病及淋巴结肿大:如发热、乏力、厌食、呕吐、体重下降、慢性腹泻和易感冒等症状。

出现持续性全身性淋巴结肿大,其特点为:

1）除腹股沟以外有两个或两个以上部位的淋巴结肿大。

2）淋巴结直径≥1cm,无压痛,无粘连。

3）持续时间 3 个月以上。

（2）神经系统症状:可出现记忆力减退、精神淡漠、性格改变、头痛、癫痫、进行性痴呆等单纯神经系统受累表现。

（3）严重免疫缺陷致各种机会性感染:如卡氏肺孢子菌、弓形虫、念珠菌、隐球菌巨细胞病毒、EB 病毒及单纯疱疹病毒等引起的多系统多脏器的感染。

（4）因免疫缺陷而继发的肿瘤:如卡波西肉瘤,可发生在皮肤、黏膜、内脏、淋巴结、肝、脾等处,呈蓝紫色、棕红色斑块或结节型或波及深部组织的浸润型,也可表现为斑疹、丘疹、斑块、疣状、乳头状瘤或菜花样。

（5）免疫缺陷并发的其他疾病:如慢性淋巴性间质性肺炎等。

2. 常见的机会性感染累及的主要系统和器官及常见肿瘤

（1）呼吸系统:如卡氏肺孢子菌肺炎(PCP)约占 70%～80%,为此病患者最常见的机会感染及主要的死亡原因。肺结核、复发性细菌、真菌性肺炎。

（2）中枢神经系统:隐球菌脑膜炎、结核性脑膜炎、弓形虫脑病、各种病毒性脑膜脑炎。

（3）消化系统:如白色念珠菌食管炎、隐孢子虫性肠炎等。口腔鹅口疮、舌毛状白斑、复发性口腔溃疡、牙龈炎等。

（4）皮肤黏膜和淋巴结:如带状疱疹、传染性软疣、尖锐湿疣、真菌性皮炎、甲癣、淋巴结结核。

（5）眼部受损：如巨细胞病毒性及弓形虫性视网膜炎。

常见肿瘤：子宫颈癌、恶性淋巴瘤、卡波西肉瘤等。

【实验室检查】

白细胞、红细胞、血红蛋白及血小板均可有不同程度的减少，尿蛋白常呈阳性，血清转氨酶升高及肾功能异常等。X 线、痰及气管分泌物、粪便涂片检查、血和分泌物培养可了解并发感染及卡波西肉瘤等情况。病原学检查可作病毒分离、抗原和抗体检测、HIV 特异性核酸检测等。免疫学检查，主要检测细胞免疫功能，T 细胞总数下降，CD4$^+$T 淋巴细胞减少，正常人为$(0.8 \sim 1.2) \times 10^9$/L，CD4$^+$/CD8$^+ \leqslant 1.0$，正常人为 $1.75 \sim 2.1$。

【诊断与鉴别诊断】

（一）诊断

1. 流行病学史 不安全性生活史、静脉注射毒品史、输入未经抗 HIV 抗体检测的血液或血液制品、HIV 抗体阳性者所生子女或职业暴露史等。

考点提示

艾滋病诊断

2. 临床表现 各期表现不同。

（1）急性期：诊断标准：病人近期内有流行病学史和临床表现，结合实验室 HIV 抗体由阴性转为阳性即可诊断，或仅实验室检查 HIV 抗体由阴性转为阳性即可诊断。80% 左右 HIV 感染者感染后 6 周初筛试验可检出抗体，几乎所有感染者 12 周后可检出抗体，只有极少数患者在感染后 3 个月内或 6 个月后才检出。

（2）无症状期：诊断标准：有流行病学史，结合 HIV 抗体阳性即可诊断，或仅实验室检查 HIV 抗体阳性即可诊断。

（3）艾滋病期：诊断标准：有流行病学史，实验室检查 HIV 抗体阳性，加以下各项中的任何一项临床表现，即可诊断为艾滋病；或 HIV 抗体阳性，而 CD4$^+$T 淋巴细胞数 $<0.2 \times 10^9$/L 也可诊断为艾滋病。

1）原因不明的持续不规则发热38℃以上，>1 个月；

2）慢性腹泻次数多于 3 次/日，>1 个月；

3）6 个月之内体重下降10% 以上；

4）反复发作的口腔白念珠菌感染；

5）反复发作的单纯疱疹病毒感染或带状疱疹病毒感染；

6）肺孢子菌肺炎（PCP）；

7）反复发生的细菌性肺炎；

8）活动性结核或非结核分枝杆菌病；

9）深部真菌感染；

10）中枢神经系统占位性病变；

11）中青年人出现痴呆；

12）活动性巨细胞病毒感染；

13）弓形虫脑病；

14）马尔尼非青霉菌感染；

15）反复发生的败血症；

16）皮肤黏膜或内脏的卡波西肉瘤、淋巴瘤。

3. 实验室检查 诊断 HIV 感染必须是经确认试验证实的 HIV 抗体阳性（WB 法），而

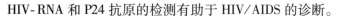

HIV-RNA 和 P24 抗原的检测有助于 HIV/AIDS 的诊断。

（二）鉴别诊断

本病需与原发性 CD4$^+$T 细胞减少症、继发性 CD4$^+$T 细胞减少及艾滋病期应与各种原发性感染性疾病相鉴别。

【治疗】

目前在全世界范围内仍缺乏根治 HIV 感染的有效药物。本病的治疗强调综合治疗，包括：一般治疗、抗病毒治疗、恢复或改善免疫功能的治疗及机会性感染和恶性肿瘤的治疗。

（一）一般治疗

对 HIV 感染者或获得性免疫缺陷综合征患者均无须隔离治疗。对无症状 HIV 感染者，仍可保持正常的工作和生活。应根据具体病情进行抗病毒治疗，并密切监测病情的变化。对艾滋病前期或已发展为艾滋病的患者，应根据病情注意休息，给予高热量、多维生素饮食。不能进食者，应静脉输液补充营养。加强支持疗法，包括输血及营养支持疗法，维持水及电解质平衡。

（二）抗病毒治疗

抗病毒治疗是艾滋病治疗的关键。其治疗目标是：最大限度地抑制病毒的复制，降低病毒水平，从而维持免疫功能或获得免疫功能重建，使患者延长生命，提高生活质量，并可在一定程度上减少疾病的传播。根据抗病毒药物作用机制的不同，主要分为：核苷类反转录酶抑制剂（NRTI）、非核苷类反转录酶抑制剂（NNRTIs）、蛋白酶抑制剂（PIs）、膜融合抑制剂等。

（三）对于各种感染均进行针对各种病原的抗感染治疗

念珠菌感染用氟康唑或伊曲康唑；单纯疱疹或带状疱疹用阿昔洛韦或泛昔洛韦，局部应用干扰素；PCP 应用复方新诺明，或联合克林霉素，重者联合糖皮质激素，甚至呼吸支持；细菌感染应用针对敏感菌的抗生素；活动性结核给予规范的抗结核治疗，出现结核性脑膜炎或结核性心包积液时需联合糖皮质激素；鸟分枝杆菌感染需乙胺丁醇联合克拉霉素（或阿奇霉素），重症可同时联合利福布汀或阿米卡星；深部真菌感染根据真菌的种类可选两性霉素 B、卡泊芬净、伏立康唑、伊曲康唑、氟康唑、氟胞嘧啶等；巨细胞病毒感染应用更昔洛韦或膦甲酸钠，累及神经中枢时需二者合用；弓形体脑病需乙胺嘧啶联合磺胺嘧啶，过敏者用克林霉素。

（四）并发肿瘤者的治疗

子宫颈癌：根据分期不同需根治手术、放疗、化疗。淋巴瘤需联合化疗。卡波西肉瘤：局限者仅需抗 HIV 治疗，播散者需化疗。

【预防】

目前尚无预防艾滋病的有效疫苗，因此最重要的是采取管理传染源，切断传播途径和保护易感人群。

（一）传染源的管理

高危人群应定期检测 HIV 抗体，医疗卫生部门发现感染者应及时上报，并应对感染者进行 HIV 相关知识的普及，以避免传染给其他人。感染者的血液、体液及分泌物应进行消毒。

（二）切断传播途径

避免不安全的性行为，禁止性乱交，取缔娼妓。严格筛选供血人员，严格检查血液制品，推广一次性注射器的使用。严禁注射毒品，尤其是共用针具注射毒品。不共用牙具或剃须刀。不到非正规医院进行检查及治疗。

（三）保护易感人群

健全监测网络,加强宣传教育,提倡婚前、孕前体检。对 HIV 阳性的孕妇应进行母婴阻断。包括产科干预(终止妊娠或剖宫产) + 抗病毒药物 + 人工喂养。医务人员严格遵守医疗操作程序,避免职业暴露。出现职业暴露后,应立即向远心端挤压伤口,尽可能挤出损伤处的血液,再用肥皂液和流动的清水冲洗伤口;污染眼部等黏膜时,应用大量生理盐水反复对黏膜进行冲洗;用 75% 乙醇或 0.5% 碘伏对伤口局部进行消毒,尽量不要包扎。然后立即请感染科专业医生进行危险度评估,决定是否进行预防性治疗。如需用药,应尽可能在发生职业暴露后最短的时间内(尽可能在 2 小时内)进行预防性用药,最好不超过 24 小时,但即使超过 24 小时,也建议实施预防性用药。还需进行职业暴露后的咨询与监测。

知识拓展

世界艾滋病日

世界第一例艾滋病病毒感染者于 1981 年发现,此后的几年间,该病在全球肆虐流行,已成为重大的公共卫生和社会问题,引起世界卫生组织及各国政府的高度重视。为号召全世界人民行动起来,团结一致共同对抗艾滋病,提高人们对艾滋病的认识,1988年 1 月,世界卫生组织在伦敦召开了一个有 100 多个国家参加的"全球预防艾滋病"部长级高级会议,会上宣布每年的 12 月 1 日为"世界艾滋病日"(World Aids Day),每年确定一个主题和口号,号召世界各国和国际组织在这一天举办相关活动,宣传和普及预防艾滋病的知识。世界艾滋病日的标志是红绸带,表示对 HIV 阳性者及与他们共同生活者的关怀与接纳,并团结一致对抗艾滋。

第六节 肾综合征出血热

病例

男,20 岁,农民,发热、头痛,恶心呕吐 3 天。查体:体温 37.8℃,血压 60/40mmHg,脉搏细速,躯干有瘀点,双肾区叩击痛,检查血常规 WBC 30×10^9/L,中性 0.80,异常淋巴细胞 0.10,血小板 50×10^9/L,尿蛋白 + +。

请问:1. 本病例初步考虑诊断为何病?

2. 诊断的主要依据有哪些?

3. 为明确诊断还应做哪些检查?

肾综合征出血热又称流行性出血热,是由汉坦病毒(hantanvirus,HV)引起的一种自然疫源性疾病,鼠为主要传染源,疾病流行广,病情危急,病死率高,危害极大。世界上人类病毒性出血热共有 13 种,根据该病肾脏有无损害,分为有肾损及无肾损两大类,在我国主要为肾综合征出血(HFRS)。其典型的临床特征有发热、出血和肾脏损害三大主症,典型病例呈发热期、低血压休克期、少尿期、多尿期和恢复期五期经过。该病广泛在世界各地流行,在国内,主要分布在东北、华东、中南、西南等区域,此病有明显的地区性和季节性,这种地区性和

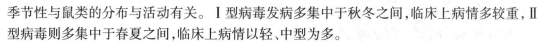

季节性与鼠类的分布与活动有关。Ⅰ型病毒发病多集中于秋冬之间,临床上病情多较重,Ⅱ型病毒则多集中于春夏之间,临床上病情以轻、中型为多。

【病原学】

汉坦病毒(HFRS)属于布尼亚病毒科的布尼亚病毒属,为 RNA 病毒,形态呈圆形或椭圆形,直径 78~240nm,根据该病毒抗原性不同,可分为 20 个血清型,经 WHO 汉坦病毒中心认定的有Ⅰ型汉坦病毒、Ⅱ型汉城病毒、Ⅲ型普马拿病毒及Ⅳ型希望山病毒。在我国主要流行的为Ⅰ型和Ⅱ型病毒。

汉坦病毒对乙醚、三氯甲烷、苯、去氧胆酸盐敏感,不耐热和不耐酸,紫外线照射 10 分钟,加热 56℃ 30 分钟或在 pH 5.0 以下的酸性溶液中均可使其灭活。

【流行病学】

（一）宿主动物及传染源

病毒呈多宿主性,据国内外不完全统计,约 66 种脊椎动物自然感染汉坦病毒,黑线姬鼠和褐家

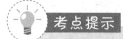

考点提示

肾综合征出血热病原

鼠是我国各疫区肾综合征出血热病毒的主要宿主动物和传染源。林区则为大林姬鼠,但是人不是主要传染源。

（二）传播途径

1. 接触传播　接触宿主动物的血液、排泄物、分泌物,病毒通过损伤的皮肤和黏膜侵入人体,导致感染。

2. 呼吸道传播　携带病毒的鼠类排泄物,如唾液、尿、粪等污染尘埃后形成气溶胶,通过呼吸道侵入人体,导致感染。

3. 消化道传播　进食携带病毒的鼠类排泄物污染的食物,病毒通过口、咽、食管黏膜侵入人体,导致感染。

4. 垂直传播　孕妇感染出血热病毒后,病毒可经过胎盘感染胎儿。

5. 虫媒传播　寄生鼠类的革螨或恙螨可能有传播汉坦病毒的作用。

（三）人群易感性

人群普遍易感,隐性感染率低,疫区发病以男性青壮年农民和工人较多,这与接触传染源的机会多少有关。病后有较稳固免疫力,少有第 2 次发病者。

【临床表现】

潜伏期 4~46 日,一般为 1~2 周。典型患者有三大主症(发热、出血和肾脏损害)及发热期、低血压休克期、少尿期、多尿期、恢复期五期经过。轻型患者五期经过不明显,且有越期现象,重症患者的发热期、低血压休克期及少尿期三期间常有重叠现象。典型病例五期表现如下:

（一）发热期

本期以发热、全身中毒症状、毛细血管损伤和肾损害为其主要表现。

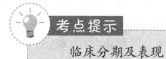

考点提示

临床分期及表现

1. 发热　多数以突然发热起病,有头痛、食欲缺乏、乏力、全身不适等前驱症状,体温可于 1~2 日上升至 39~40℃,以稽留热或张弛热多见,多数持续 3~7 日,少数持续 10 日以上。一般体温越高,持续时间越长,病情越重。

2. 全身中毒症状　表现为乏力、全身酸痛。以头痛、腰痛、眼眶痛(即"三痛")最为突出。消化道中毒症状明显,有食欲减退、恶心、呕吐、腹痛、腹泻等。腹痛剧烈时腹部有压痛、

反跳痛,易误诊为急腹症而手术。部分患者出现嗜睡、兴奋不安、谵妄、神志恍惚、抽搐等神经系统症状,此类患者多数发展为重型。

3. 毛细血管损害征 发热 2 ~ 3 日后因小血管损伤而引起充血、出血及外渗性水肿。皮肤充血主要见于颜面、颈、胸等部位的潮红(即皮肤"三红"),重者呈酒醉貌。黏膜充血见于眼结膜呈片状出血、口腔的软腭和咽部呈针尖样出血点。皮肤出血多见于腋下及胸背部,常呈搔抓样,条索点状瘀点。少数患者有鼻出血、咯血、黑便或血尿。如在病程第 4 ~ 6 天,腰、臀部或注射部位可出现大片瘀斑,可能为 DIC 所致,此为重症表现。

此期肾损害表现为蛋白尿、血尿、管型尿等。有时尿中排出膜状物(此为凝血块、大量血尿蛋白和脱落上皮细胞的混合凝聚物)。肾区有叩击痛。

(二)低血压休克期

本期以低血压及休克为其主要表现。病人出现心慌、多汗、血压下降、脉压减小等。常发生于病程第 4 ~ 6 日,多数在发热末期或热退同时出现血压下降,也可在热退后出现,一般持续 1 ~ 3 日,重者可达 6 日以上。轻型患者可不发生低血压或休克,也有患者出现一过性低血压,重型患者可出现顽固性休克。由于组织血流长期灌注不良,而出现发绀,并促使 DIC、出血、急性肾衰竭、脑水肿、急性呼吸窘迫综合征(ARDS)等发生。

(三)少尿期

本期以少尿或无尿、尿毒症、水、电解质和酸碱平衡紊乱为其特征,是本病的极期。少尿期是继低血压休克期而出现,部分患者临床上没有明显低血压休克期,由发热期直接进入少尿期。亦有少尿期与低血压休克期重叠者。一般认为尿量少于 400ml/d 为少尿,少于 100ml/d 为无尿。少尿期一般发生于第病程的 5 ~ 8 日,持续时间短者 1 天,长者 10 余天,一般为 2 ~ 5 天。精神神经系统症状表现为:头昏、头痛、表情淡漠、嗜睡、烦躁、谵妄、昏迷和抽搐等;内脏不同程度的出血表现为:咯血、呕血、便血、血尿、阴道出血、颅内出血等;消化道症状表现为:厌食、恶心、呕吐、腹胀、腹泻、顽固性呃逆等。呼吸系统出现呼吸增快或库斯莫尔(Kussmaul)深大呼吸,提示代谢性酸中毒;电解质紊乱常见高钾血症、低钠血症和低钙血症,少数可发生低血钾和高血镁;可有高血容量综合征,表现为水肿、体表静脉充盈、脉搏洪大、血压升高、脉压增大、心率增快等,严重患者可出现肺水肿。

(四)多尿期

本期以尿量增多为其主要表现。多数患者少尿期后进入此期,少数患者可由发热期或低血压期转入此期。多尿期一般出现在病程的第 10 ~ 15 日,持续时间平均 7 ~ 14 日,由于循环血量增加、肾小球滤过功能改善,但肾小管重吸收功能尚未完全恢复,导致尿量显著增多(尿量大于 3000ml/d)。根据尿量和氮质血症情况可分为以下 3 期:

1. 移行期 尿量 400 ~ 2000ml/d 为移行期,此期虽然尿量增加,但血尿素氮(BUN)、血肌酐(Scr)仍可升高,不少患者因并发症而死于此期,应特别注意观察病情。

2. 多尿早期 尿量超过 2000ml/d 为多尿早期,此期氮质血症未见改善,症状仍然严重。

3. 多尿后期 尿量超过 3000ml/d,并逐日增加,氮质血症逐步下降,精神食欲逐日好转,此期尿量可达 4000 ~ 8000ml/d。此期应注意继发性休克、急性肾衰竭、电解质紊乱(低钠血症、低钾血症)及继发感染、出血等发生。

（五）恢复期

此期主要表现为尿量逐渐恢复正常。本期于多尿期后发生,尿量减少,尿量为2000ml/d或以下,一般情况逐渐好转。持续1~3个月。少数患者可遗留高血压、肾功能障碍、心肌劳损和垂体功能减退等症。

本病死亡原因主要是休克、肺水肿、心力衰竭、尿毒症、腔道大出血和继发感染。死亡多发于少尿期,少数发生于低血压休克期和多尿期。本病常并发内脏出血(以呕血、便血最为常见,可导致继发性休克),肺水肿(分两种类型:急性呼吸窘迫综合征ARDS、心源性肺水肿)、急性左心衰竭、脑水肿、高血压脑病和颅内出血、继发感染、自发性肾破裂、心肌损害和肝脏损害等。

【实验室检查】

（一）血常规检查

病程1~2日白细胞计数多正常,第3日逐渐升高,一般为$(15~30)×10^9/L$,少数重症患者可达$(50~100)×10^9/L$。白细胞分类早期以中性粒细胞增多为主,核左移,有中毒颗粒,重型患者可见幼稚细胞呈类白血病反应。第4~5病日后淋巴细胞增多,并出现较多的异型淋巴细胞。血红蛋白和红细胞因血浆外渗、血液浓缩而明显升高。血小板从第2病日起开始减少,可见异型血小板。

（二）尿常规检查

病程第2日即可出现蛋白尿,第4~6病日尿蛋白常达(+++~++++),突然出现大量尿蛋白对诊断很有帮助。尿蛋白一般随病情加重而增加,至少尿期达高峰。少数患者尿中出现膜状物。镜检可见有红细胞、白细胞和管型。

（三）血液生化检查

血尿素氮、血肌酐多在低血压休克期开始上升,少数在发热后期开始升高,移行期末达高峰,多尿后期开始下降。发热期血气分析以呼吸性碱中毒多见,休克期及少尿期以代谢性酸中毒为主。血钾在发热期、休克期处于低水平,少尿期升高,多尿期又降低,血钠、氯、钙在本病各期中多数降低,而磷、镁等则升高。

（四）凝血功能检查

发热期开始血小板减少,其黏附、凝聚和释放功能降低。出现DIC时,开始为高凝阶段,凝血时间缩短。其后为低凝阶段,血小板进一步减少至$50×10^9/L$以下,DIC高凝期出现凝血酶时间缩短,消耗性低凝血期则纤维蛋白原下降,凝血酶原时间延长,凝血酶时间延长,进入纤溶亢进期则出现纤维蛋白降解物(FDP)升高。

（五）免疫学检查

1. 特异性抗体检测 在第2病日即能检出特异性IgM抗体,1:20为阳性。IgG抗体1:40为阳性,1周后滴度上升4倍或以上有诊断价值。

2. 特异性抗原检测 常用ELISA、免疫荧光法(IFA),胶体金法则更为敏感。早期患者的血清及周围血中心粒细胞、单核细胞、淋巴细胞和尿沉渣细胞均可检出汉坦病毒抗原。

（六）其他

包括分子生物学检测、病毒分离。此外,肝功能检查血清丙氨酸转氨酶(ALT)约50%左右患者升高,少数患者血清胆红素升高;心电图检查可有心律失常和心肌损害;高钾血症出现T波高尖,低血钾出现异常U波;脑水肿可见视神经乳头水肿。胸部X线检查部分患者可出现肺水肿、胸腔积液等表现。

【诊断与鉴别诊断】

（一）诊断依据

1. 流行病学资料 流行季节,在病前 2 个月内到过疫区、并接触过鼠类或其他宿主动物及其排泄物。

考点提示
确诊依据

2. 临床资料 起病急,有"三大主症"和五期经过者可做出临床诊断。临床出现发热及全身中毒症状、"三红征"、"三痛征"、皮肤搔抓样或条痕样出血、肾脏损害。患者热退后症状反而加重和肾脏损害等表现均有助于本病的早期诊断。

3. 实验室检查 血象示血液浓缩、血红蛋白和红细胞增高,白细胞增加,血小板减少,出现异型淋巴细胞;尿常规显著蛋白尿出现和尿中带膜状物有助于诊断;血清、血细胞和尿中检出病毒抗原和血清中检出特异性 IgM 抗体阳性可以明确诊断。特异性 IgG 抗体需双份血清效价升高 4 倍以上才有诊断意义。

（二）鉴别诊断

应根据各期病情表现需与流行性感冒、流行性脑脊髓膜炎、败血症、急性肾小球肾炎、血小板减少性紫癜等疾病相鉴别。

【治疗】

"三早一就"为本病治疗原则,即早发现、早休息、及早治疗就地治疗,减少搬运。治疗应针对各期病理生理变化采取综合性、预防性治疗。早期宜尽早应用抗病毒治疗,中晚期则针对病理生理异常对症治疗。应注意把好休克、出血和肾功能衰竭与感染"四关"。

（一）发热期

治疗原则为抗病毒治疗,减轻外渗,改善中毒症状,补充耗损的体液,预防休克和 DIC。

1. 抗病毒治疗 发热期患者,成人可用病毒唑(利巴韦林),1g/d,加入 500ml 液体中静滴,连用 3~5 日,早期用利巴韦林能抑制病毒,减轻病情和缩短病程。也可用 α-干扰素肌注。必要时可用高效价免疫球蛋白肌注或用高效价恢复期血浆静脉滴注。

2. 减轻外渗 应及早卧床休息,为降低血管通透性可给予芦丁、维生素 C 等,每日输注平衡盐液或葡萄糖盐水 1000ml 左右。高热、大汗、或呕吐、腹泻者可适当增加。发热后期给予 20% 甘露醇注射液 125~250ml,以提高血浆渗透压,减轻外渗和组织水肿。

3. 改善中毒症状 高热时应以物理降温为主,忌用强烈发汗退热药,以防大汗进一步丧失血容量。中毒症状严重时,可用地塞米松 5~10mg 静滴,热退即停。呕吐频繁者可给予甲氧氯普胺(灭吐灵)10mg 肌注。

4. 预防 DIC DIC 高凝阶段多发生于发热晚期至休克、少尿初期。如发热晚期凝血时间(试管法)在 3 分钟以内,而类肝素物质不见增高,可给予小量肝素有助于阻止 DIC 发展,减轻此后的少尿和出血。但高凝状态为时短暂,应抓住时机,谨慎治疗。抗凝治疗亦可用丹参注射液或低分子右旋糖酐静滴。

（二）低血压休克期

治疗原理为积极补充血容量,调整酸碱平衡,减轻肾功能损害,预防多脏器功能衰竭。

1. 补充血容量 以早期、快速、适量为原则。据观察和计算,血浆渗出 600~800ml 时出现低血压,渗出 800~1200ml 即可发生休克。在休克抢救过程中血浆仍继续渗出,因此抢救休克时的快速扩容量应为休克时血浆渗出量的 1.5~2 倍。先以每小时 800~1200ml 的速度加压快速输液,一般在 30 分钟内血压可回升 100/70mmHg。继续扩容,输入余量,同时复查血红蛋白和血细胞比容,视血液浓缩情况,调节输液速度,掌握输入液量。血压稳定 12 ~ 24 小时后,改为常规速度补液。扩容液体以晶胶结合为原则,晶体液以平衡盐液为主,切忌单纯输入葡萄糖液;胶体液可用低分子右旋糖酐、20% 甘露醇、血浆或白蛋白等,10% 低分子右旋糖酐每日输入量不宜超过 1000ml,否则易引起出血。因休克期血液浓缩不宜输用全血。年老或原有心肺疾病患者输液时应密切观察心肺体征,掌握输注速度和液量。冬季扩容尚应适当加温。

2. 调整酸碱平衡 酸中毒主要用 5% 碳酸氢钠 5ml/kg 静滴或静注。应以动态血气检测结果作为纠酸的依据,避免盲目纠酸。

3. 强心剂的应用 血容量基本补足,心率在 140 次/分钟以上者,可静脉给予强心剂西地兰(毛花苷丙)或毒毛旋花子苷 K。

4. 血管活性药与肾上腺皮质激素的应用 经以上处理血压仍不稳定时,可选用血管活性药,如多巴胺,间羟胺等静滴。山莨菪碱具有扩张微血管、解除血管痉挛作用,可酌情应用。也可同时应用地塞米松 10 ~ 20mg 静滴。

(三)少尿期

治疗原则为"稳、促、导、透",即稳定机体内环境、促进利尿,导泻和透析治疗。

1. 稳定机体内环境

1)控制氮质血症:给予高糖、高维生素、低蛋白饮食。不能进食者,每日静注葡萄糖不少于 200g,并加入适量胰岛素。

2)维持水、电解质和酸碱平衡:少尿早期需与休克所致的肾前性少尿(尿比重 >1.020,尿钠 <40mmol/L,尿渗透压 >500mmol/L,尿 BUN/血 BUN 之比 >10:1 相鉴别。可快速输注电解质溶液 500 ~ 1000ml,同时用利尿剂 20% 甘露醇 100 ~ 125ml 静脉注射,观察 3 小时看利尿效果(但有高血容量综合征,不宜作此利尿试验)。若尿量不超过 100ml,则为肾实质损害所致少尿,应严格控制输入量,可按前一日尿量和吐泻量加 500 ~ 700ml 作为给液量。一般应限制钠盐摄入。可根据血钾及心电图变化,限制或适量补充钾盐。纠正酸中毒应根据 CO_2CP 检测结果,给予 5% 碳酸氢钠静滴,以稳定酸碱平衡。

2. 促进利尿 少尿初期可应用 20% 甘露醇 125ml 静脉注射,以减轻肾间质水肿,用后若利尿效果明显者可重复应用 1 次,若效果不明显,应停止应用。常用利尿剂为呋塞米(速尿),每次用量为 40 ~ 100mg,静脉注射,如尿量不增可加大剂量至每次 100 ~ 300mg,4 ~ 6 小时重复一次。亦可用血管扩张剂酚妥拉明 10mg 或山莨菪碱 10 ~ 20mg,每日 2 ~ 3 次。

3. 导泻和放血疗法 为预防高血容量综合征和高钾血症,可以进行导泻,但必须是无消化道出血者。可选用甘露醇 25g、50% 硫酸镁 40ml、大黄 10 ~ 30g 煎水等口服导泻。放血疗法目前已少用,如少尿伴高血容量综合征引起急性心衰、肺水肿时,可考虑放血 300 ~ 400ml。

4. 透析疗法 可行血液透析或腹膜透析。适应证为:显著氮质血症,血 BUN > 28.56mmol/L,有严重尿毒症表现;高分解型肾功能不全,每日血 BUN 升高 >7.14mmol/L;血钾 >6mmol/L,ECG 有高尖 T 波表现;不易纠正的重度酸中毒;高血容量综合征;极度烦躁不安或伴脑水肿以及无尿 24 小时以上或持续少尿 4 日以上。

(四)多尿期治疗

治疗原则:移行期和多尿早期的治疗与少尿期相同,多尿后期主要是维持水和电解质平衡,防治继发感染。

1. 维持水和电解质平衡 给予半流质和含钾食物,补液要适量,过多可使多尿期延长,过少可导致水、电解质失调,引起二次肾衰。补液应以口服为主,适当补充钠、钾。

2. 防治继发感染 由于机体抵抗力极低,应注意防治继发呼吸道和泌尿系统感染。发生感染时忌用对肾脏有毒性作用的抗菌药物。

（五）恢复期治疗

治疗原则为补充营养,逐渐恢复工作。出院后应休息1～3个月,定期复查肾功能、血压和垂体功能,如有异常应及时治疗。

本病病死率与病型轻重、治疗迟早及措施是否正确有关。近年来通过早期诊断和治疗措施的改进,目前病死率由10%下降为5%以下。在我国一般认为汉坦型病毒感染病死率高于汉城型病毒感染。患者恢复期后可以出现慢性肾功能损害、高血压或腺垂体功能减退。

【预防】

主要预防措施包括管理传染源、切断传播途径、保护易感人群、接种疫苗等方法。

💡 考点提示

主要预防措施

（一）管理传染源

做好疫情监测,灭鼠防鼠最为关键。可用器械和药物灭鼠;防止鼠排泄物污染食物及食具;野外住宿应选择地势较高处,睡铺离地0.6m以上,周围挖沟防鼠。

（二）切断传播途径

1. 皮肤伤口处理 及时包扎,避免被鼠类排泄物污染。

2. 搞好环境和个人卫生 避免被鼠的排泄物污染环境。食品加盖,防止鼠类排泄物污染食品,不用手接触鼠类及其排泄物,不吃被鼠类排泄物污染的食物。疫区作业穿"五紧"服,裸露部位涂防虫剂邻苯二甲酸二丁酯,以防螨类叮咬。清扫贮粮仓库时宜戴多层口罩。动物实验时要防止被实验鼠咬伤。

3. 灭螨 流行地区屋内每7～10日用1‰乐果或2‰敌敌畏灭螨1次。稻草收入屋内之前应晒干。

（三）保护易感人群

目前我国研制的汉坦病毒灭活疫苗有沙鼠肾细胞灭活疫苗（Ⅰ型）、地鼠肾细胞灭活疫苗（Ⅱ型）、乳鼠脑纯化汉坦病毒灭活疫苗（Ⅰ型）,已在流行地区使用。有88%～94%接种者能产生中和抗体,但持续3～6个月后明显下降,1年后需加强注射。有发热、严重疾病和过敏者禁用。

 知识拓展

鼠可传播各类疾病

目前,全世界鼠类有35个科389个属,大约2700多种,我国有近200种,已查明可传播疾病近80种,全世界90%的鼠种,能携带200多种病原体,能使人致病的有57种,其中病毒性疾病有31种,细菌性疾病14种,立克次体病5种,寄生虫病7种。鼠的自身繁殖速度很快,每只雌鼠每年平均繁育44.5只幼鼠加入种群,一对成年鼠一年后会有1.5万只后代,可谓"十世同堂",鼠同时也是贪吃的动物,活动量大,破坏性也大。鼠类可以直接把疾病传播给人类或通过其体外寄生虫将病原体间接传播给人类。历史上被鼠类传播疾病夺走的生命据估计超过历史上所有战争死亡人数的总和。因此,加强防鼠、灭鼠及其监测,改善环境和个人卫生,对鼠传疾病具有十分重要的意义。

第七节 狂 犬 病

病例

患者王某,男,46岁,个体商户。7月27日起,病人因全身不适、胸闷、吞咽困难,先后到当地某医院、某传染病院和胸科医院治疗,效果不佳,7月30日,病人出现发热、全身不适、流涎、烦躁、恐水、吞咽困难等症状再次到当地传染病院就诊,被诊断为狂犬病,8月1日下午死亡。流行病学调查发现:患者曾于6月10日前后被自养小狗咬伤手臂,伤口长度不足1cm,有少量出血,病人当时自行挤压伤口出血,未进行冲洗、消毒,未接种人用狂犬疫苗及狂犬病免疫球蛋白。

请问:1. 依据该病患者的临床表现你初步判断为什么病?

2. 该患者对伤口的处理正确吗? 为什么?

狂犬病(rabies)是由狂犬病毒引起的一种累及中枢神经系统为主的人兽共患急性传染病,因该病患者有害怕喝水的突出临床表现,又称"恐水病",但患病动物没有这种特点。病兽多见于犬、狼、猫等动物,人主要是因病兽咬伤或抓伤而感染发病。临床表现为特有的高度兴奋、恐水、怕风、流涎、咽肌痉挛、进行性瘫痪。本病一旦出现典型症状体征,生存的可能性极小,病死率几乎达100%。狂犬病在世界各地均有发生,但主要流行于东南亚、非洲及拉丁美洲地区。发病率与犬类管理方法和疫苗注射情况密切相关。

【病原学】

狂犬病毒属RNA型弹状病毒,大小约$75nm \times 180nm$。病毒中心外面为核衣壳和含脂蛋白及糖蛋白的包膜。狂犬病毒包含5种蛋白质,即糖蛋白(G)、核蛋白(N)、多聚酶(L)、磷蛋白(NS)和膜蛋白(M)。其中,外膜糖蛋白抗原能与乙酰胆碱受体结合,使狂犬病毒具有神经毒性作用,并能刺激机体产生具有保护作用的中和抗体。内层N蛋白抗原能刺激机体产生补体结合抗体,有助于临床诊断。

从狂犬病患者或病兽体内分离出的病毒称为野毒株或称"街毒株",其特点为致病力强,潜伏期长(15~30日),能在唾液腺中复制,多种途径感染后均可导致发病。"固定毒株"是野毒株经多次兔脑组织传代而获得的毒株,其特点为毒力减弱,不侵犯唾液腺,对人和动物失去致病力,但仍保留其抗原性,因此可以用来制备狂犬病减毒活疫苗。

病毒存在于病兽及患者的唾液和神经组织中,对外界环境抵抗力不强,病毒容易被日光、紫外线、甲醛、升汞季胺类化合物(如新洁尔灭)、脂溶剂、50%~70%乙醇等灭活,加热100℃2分钟或60℃30分钟即失去活力,但对苯酚等苯酚类化合物有高度抵抗力。冷冻情况下可保存活力数年。

【流行病学】

(一)传染源

主要是病犬,尤其是一些携带狂犬病毒貌似"健康"的犬,其唾液中可带病毒并能传播,其次为猫、猪、牛、马等家畜和狼、狐狸、蝙蝠及浣熊等野

考点提示

发病影响因素

生动物也能传播狂犬病毒。

（二）传播途径

主要通过病兽咬伤或抓伤人的皮肤,病毒通过伤口侵入人体,也可以通过染毒的唾液经各种创口或黏膜而感染,少数可在宰杀病兽、剥皮、切割等过程中被感染。偶有因进食染毒的肉类或接触病兽皮毛、血、尿、乳汁或吸入含有病毒的气溶胶而感染发病的报道。

（三）人群易感性

人群普遍易感,但兽医、动物饲养员及野外工作人员受感染机会较多。人被病兽咬伤后是否发病与咬伤部位、咬伤程度、伤口后的处理、衣着厚薄、注射疫苗与否有关。若咬伤头、面、颈、手指处,且伤口大而深者发病率高,被咬伤后及时全程、足量注射狂犬疫苗者发病可能性降低。

【临床表现】

潜伏期长短不一(与年龄、伤口部位、伤口深浅、入侵病毒数量和毒力等因素相关),10日至1年以上,多数为20~90日,超过3个月者约占15%,10年以上偶见。典型(狂躁型)临床经过分为三期:

（一）前驱期

多数表现为低热、头痛、疲乏、全身不适、食欲缺乏、恶心、烦躁失眠、恐惧不安,对声、光、风等刺激敏感,并有咽喉紧缩感。具有诊断意义的早期表现是已愈合的伤口及其神经支配区域有麻木、痒、痛及蚁走感等异常感觉,此为病毒刺激神经元所致,见于80%的病例。本期持续2~4日。

（二）兴奋期

逐渐进入高度兴奋状态,突出表现为极度恐惧、恐水、怕风、发作性咽肌痉挛、呼吸困难等。体温常升高(38~40℃)。恐水为本病的特征,但不一定每例都有,典型表现为患者在饮水、见水、听到流水声音甚至听到"水"字便可引起咽肌严重痉挛,虽极口渴而不敢喝水,常导致声音嘶哑和脱水。严重者伴全身肌肉阵发性抽搐及由于呼吸肌痉挛而导致的呼吸困难、缺氧及发绀。因交感神经功能亢进,患者常表现为多汗、流涎、心率加快、血压升高。患者多数神志清晰,但部分患者可有定向力障碍,幻觉、谵妄、精神失常等。本期持续1~3日。

（三）麻痹期

患者肌肉痉挛发作逐渐减少或停止,肢体呈弛缓性瘫痪,也可出现眼肌、颜面肌、咀嚼肌等瘫痪症状。患者由安静进入昏迷状态,最后因呼吸和循环衰竭而死亡。本期持续6~18小时。

狂犬病病程一般不超过6日。除上述典型表现外,部分病例可表现为无兴奋期或无明显恐水,即所谓的"瘫痪型"或"静型",也称哑狂犬病,约占20%。该型患者常以高热、头痛和咬伤部位痛痒起病,继而出现肢体无力、腹胀、共济失调、瘫痪、大小便失禁等症状,呈现横断性脊髓炎或上升性脊髓麻痹等症状。病程可长达10天,最终因呼吸肌麻痹与瘫痪而死亡。

【实验室检查】

（一）血常规

外周血白细胞总数轻至中度增多,中性粒细胞增多,一般占80%以上。

（二）脑脊液

脑脊液蛋白及细胞数稍增多,但很少超过$200\times10^6/L$,主要为淋巴细胞。糖及氯化物正常。

（三）病原学检查

1. 抗原检查　取患者脑脊液或唾液涂片、角膜印片或咬伤部位皮肤组织、脑组织通过免疫荧光法或 ELISA 法检测狂犬病毒抗原,阳性率可达98%。

2. 抗体检查　用中和试验、补体结合试验或 ELISA 法检测血清中抗狂犬病毒抗体,因该抗体产生较晚,主要用于流行病学调查和回顾性诊断。

3. 病毒分离　取患者的唾液、脑脊液、皮肤或脑组织,用细胞培养或用乳小白鼠接种法可分离病毒。

4. 内基小体检查　取死者或动物脑组织作切片染色,镜检找内基小体,阳性率为70% ~80%。

5. 核酸测定　采用反转录-聚合酶联反应(RT-PCR)法检测狂犬病毒 RNA。

【诊断与鉴别诊断】

（一）诊断依据

依据有被病犬或病兽咬伤、抓伤史和典型的临床症状,如出现恐水、怕风、咽喉痉挛或畏光、怕

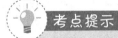

考点提示

临床诊断和确诊依据

声、多汗、流涎和咬伤部位麻木、感觉异常等表现可作出临床诊断;确诊有赖于病毒抗原检查、病毒核酸检查及脑组织中的内基小体、病毒分离等实验室检查。

（二）鉴别诊断

狂犬病应与破伤风、脊髓灰质炎、类狂犬病性癔症、狂犬病疫苗接种后神经系统并发症及其他病毒性脑炎等相鉴别。

【治疗】

无特效治疗,以对症综合治疗为主。

1. 单室隔离　患者安静卧床,避免声、光、风的刺激。医护人员必须穿隔离服、戴口罩及手套。患者的分泌物、排泄物及污染物品均须严格消毒。加装病床栏,防止患者痉挛发作时坠床受伤。

2. 支持及对症疗法　补充水、电解质及热量;患者兴奋不安、痉挛发作可时应用地西泮或巴比妥类镇静剂;脑水肿时给予甘露醇等脱水剂;呼吸功能维护:保持呼吸道通畅,必要时气管切开,间歇正压给氧;心功能维护:可用 β 受体阻滞剂、降压药及强心剂治疗患者的心动过速、心律失常及血压升高等症状;防止继发感染可适当使用抗生素。

【预防】

（一）管理传染源

以犬的管理为主。捕杀野犬,对家犬、警犬和实验用犬应登记并接种动物用狂犬疫苗。狂犬及其他患病动物应立即击毙,并焚烧或深埋。对疑

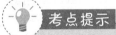

考点提示

被病兽咬伤伤口处理、预防接种

患狂犬病的犬、猫和在隔离期内死亡动物的脑组织应速送疾控中心检验狂犬病病毒。加强进出口动物的检疫措施。

（二）切断传播途径

1. 对病人或病兽的分泌物和被污染的环境应彻底消毒,科学、安全饲养猫、狗等宠物。

2. 伤口处理　及时有效的处理伤口能清除局部病毒,是预防本病的关键措施之一。凡被动物咬伤、抓伤后应立即用流动的清水冲洗伤口,如有可能用20%的肥皂水多次冲洗伤口或用0.1%苯扎溴铵(新洁尔灭)彻底清洗所有伤口(注意苯扎溴铵不可与肥皂水合用),反复冲洗伤口至少30分钟,力求去除狗涎,挤出污血。冲洗后用75%的乙醇(或60度白酒)或

5%碘酒反复消毒伤口处。若出现穿通伤口应将导管插入并接注射器充分冲洗之后,用50%~70%的乙醇或2%~3%的碘酒涂擦,伤口不予包扎、缝合,以利排血引流。使用抗狂犬病免疫球蛋白或免疫血清前,皮试阴性后则可在伤口底部和周围注射免疫球蛋白或免疫血清。酌情使用抗生素或破伤风抗毒血清。

(三)保护易感人群

开展预防接种是预防狂犬病的主要方法。

1. 暴露前的疫苗接种 对接触动物机会较多的人员,可使用人二倍体细胞疫苗0.1ml皮内注射,分别在第1、7、28日各接种一次。以后每两年在给予0.1ml皮内注射,作增强免疫。

2. 暴露后的免疫接种

(1)人用浓缩狂犬病疫苗(地鼠肾疫苗):是我国应用最多的狂犬病疫苗,免疫效果好,副作用少。轻度咬伤者于0、3、7、14、30日各肌注本疫苗1支(液体疫苗2ml/支;冻干疫苗1ml/支或2ml/支),儿童用量相同。严重咬伤者,可全程注射10支本疫苗,分别于咬伤的0、1、2、3、4、5、10、14、30、90日各肌注1支。

(2)人二倍体细胞疫苗:免疫效果好,副作用少。世界卫生组织推荐的方案是于咬伤0、3、7、14、30、90日各肌注该疫苗1ml,共接种6次。也可采用另一方案,即于咬伤后0、7、14、21日各肌注该疫苗1ml,共接种4次。

(3)Vero细胞疫苗也已开始在我国使用。

3. 被动免疫制剂的应用 常用精制抗狂犬病马血清与人抗狂犬病免疫球蛋白。凡被严重咬伤者(头面、颈部、手指3处以上部位咬伤、咬穿皮肤或舐伤黏膜),应尽快使用抗狂犬病免疫血清,皮肤过敏试验阴性时可注射精制抗狂犬病免疫血清(每ml含100IU),剂量按40IU/kg计算,以一般剂量作伤口处浸润注射,另一半剂量作臀部肌内注射。皮肤过敏试验阳性时,须行脱敏注射法成功后方可使用,并作好抢救过敏性休克的准备。人抗狂犬病免疫球蛋白,一次剂量为20IU/kg。

免疫血清与狂犬病疫苗联合应用时,因免疫血清可干扰宿主的主动免疫影响抗体的产生,因此,应在完成末次疫苗接种后的第15、75日,或第10、20、90日再各注射加强针一次。

 知识拓展

人狂犬病是发展中国家重要公共健康问题

非洲和亚洲高发的狂犬病和PEP(post-exposure prophylaxis,PEP)即暴露后预防,也是狂犬病暴露后唯一挽救生命的办法,对患者增加了沉重的经济负担,如人用狂犬疫苗和狂犬病免疫球蛋白的大笔药费、患者接受PEP付出的路费和误工费(直接或间接)、与家畜死亡相关的经济损失(估计家畜每年死亡率为5/10万,每年非洲和亚洲的经济损失达1230万美元);每年为PEP付出的总费用(直接和间接),如非洲占国民总收入的5.8%,每次治疗花费40美元,亚洲占国民总收入的3.9%,每次治疗花费49美元,中国是接受PEP人数最多的国家,病人的PEP治疗费用几乎占控制狂犬病总费用的一半。而我国还是一个发展中国家,存在着公共卫生投入不足、防范意识淡薄、区域发展不平衡、城乡差距大等一系列问题,因此有必要在吸取国外的先进经验的基础上,结合我国实际情况,从教育、预防、管理、治疗等多个层面开展防治狂犬病工作。

本章小结

  本章重点是病毒性肝炎、传染性非典型肺炎、甲型 H1N1 流感、人禽流行性感冒、艾滋病、肾综合征出血热及狂犬病等的临床表现、诊断、治疗和预防。其中病毒性肝炎分为甲型肝炎、乙型肝炎、丙型肝炎、丁型肝炎、戊型肝炎。甲型和戊型经粪-口途径传播，多表现为急性肝炎，乙型、丙型、丁型主要经血液-体液传播，部分可转为慢性，少数可发展为肝硬化及肝癌。各型肝炎表现相似，主要表现为乏力、食欲减退、厌油腻、恶心、腹胀、肝大及肝功能异常，部分病例可出现黄疸。治疗原则以注意身心休息、给予合理营养、保持心理平衡、辅以适当药物，忌酒和避免使用损害肝脏药物，慢性肝炎需抗病毒治疗。传染性非典型肺炎是 SARS 冠状病毒引起的一种新的急性呼吸系统传染病。主要通过近距离飞沫、接触患者呼吸道分泌物及密切接触传播。临床上以起病急、发热、头痛、肌肉酸痛、乏力、干咳少痰为特征，严重者出现气促或呼吸窘迫。传染性强、病死率高。治疗以综合治疗为主，主要进行对症治疗，维护重要脏器功能，促进疾病恢复。状轻微。经飞沫传播，传染性强，常引起流行甚至大流行。治疗主要是根据患者的监试表现进行对症治疗，疫苗接种是预防的根本措施。人禽流行性感冒是一种以呼吸系统症状为主的传染性疾病，表现为高热、咳嗽和呼吸气促。可引起全身多脏器功能衰竭，治疗主要采取隔离、对症支持疗法及抗病毒治疗。艾滋病是由人类免疫缺陷病毒感染引起的，HIV 主要侵犯、破坏辅助性 T 淋巴细胞，致机体细胞免疫功能受损，最终并发各种严重机会性感染和肿瘤而导致患者死亡。HIV 传播的主要途径是性接触、血液、母婴等途径传播，目前缺乏根治 HIV 感染的有效药物，重点应加强预防，切断传播途径。肾综合征出血热是由汉坦病毒引起的以鼠为传染源的动物源性传染病。临床表现主要有发热、头痛、腰痛、眼眶痛（"三痛"）；颜面、颈、胸部潮红（"三红"）；眼结膜充血或出血，腋下和胸背部条索状、抓痕样或点状瘀斑。临床典型病例呈发热期、低血压休克期、少尿期、多尿期和恢复期五期经过。按照"三早一就"（早发现、早休息、早治疗、就地治疗）原则和措施，把好"五关"（休克、肾功衰竭、大出血、肺水肿、继发感染），狂犬病是由狂犬病毒引起的一种急性传染病。表现为特有的高度兴奋、恐水、怕风、流涎、咽肌痉挛、进行性瘫痪，病死率几乎达 100%。正确处理伤口、伤后立即抗血清注射＋狂犬疫苗免疫接种，可有效预防狂犬病。

（张晓琼）

目标测试

A1 型题

1. 传染性非典型肺炎的病原体为
  A. 新型轮状病毒   B. 新型冠状病毒   C. 新型衣原体
  D. 新型支原体   E. 细菌
2. 我国将 SARS 列入法定传染病管理范畴，属于
  A. 甲类传染病
  B. 乙类传染病

C. 丙类传染病

D. 乙类传染病,但其预防、控制措施采取甲类传染病的方法执行

E. 丙类传染病,但其预防、控制措施采取乙类传染病的方法执行

3. 关于 SARS 的治疗,下面哪一项是不正确的

A. 疑似病例与临床诊断病例应分开收治

B. 急性期患者必须隔离

C. 大部分患者需要氧疗

D. 全程使用糖皮质激素,重症者用大剂量

E. 早期使用抗病毒药

4. 关于 SARS 的临床表现,下面哪一项是不正确的

A. 可有腹泻   B. 潜伏期常见为 3~5 天

C. 常有鼻塞、流涕等上呼吸道卡他症状   D. 肺部体征常不明显

E. 多表现为干咳、少痰

5. 以粪-口途径传播为主的病毒性肝炎是

A. 甲型和乙型   B. 甲型和丙型   C. 甲型和丁型

D. 甲型和戊型   E. 甲型和庚型

6. 人禽流感病毒的传播途径为

A. 与鸡、鸭等有密切接触

B. 与鸡、鸭和人禽流感患者有密切接触

C. 与鸡、鸭等有密切接触,但还没有人与人之间传播的直接证据

D. 与猫、狗有密切接触

E. 感染途径仍不清楚

7. 对乙肝病毒感染具有保护作用的是

A. 抗 HBe   B. 抗 HBs   C. HBsAg

D. HBeAg   E. 抗 HBc

8. 人被乙型肝炎病毒感染后多表现为

A. 慢性重型肝炎   B. 急性无黄疸型肝炎   C. 急性黄疸型肝炎

D. 隐性感染   E. 慢性肝炎

9. 在肝炎患者中,最能反映病情严重程度的实验室血清学检查项目是

A. ALT   B. AST   C. PTA

D. CHE   E. γ-GT

10. 某女因急性黄疸性肝炎住院,抗 HAV-IgM 阳性,对其丈夫的处理,下列哪项是最恰当的

A. 立即化验肝功能,抗 HAV   B. 接受医学观察 45 天

C. 注射人免疫球蛋白   D. 甲肝疫苗预防接种

E. 人免疫球蛋白 + 甲肝疫苗

11. 急性重症肝炎最突出、最有诊断价值的临床表现是

A. 黄疸迅速加深

B. 肝脏进行性缩小

C. 显著的消化道症状

D. 明显的出血倾向

E. 中枢神经系统症状如烦躁、谵妄、嗜睡以至昏迷、抽搐等

12. 重症病毒性肝炎,出血的主要原因是

A. 血小板减少　　　　　　　　　　B. X、XII因子减少

C. 凝血因子合成障碍　　　　　　　D. 毛细血管脆性增加

E. 维生素 K 吸收障碍

13. 甲型、戊型肝炎应自发病之日起,按肠道传染病隔离

A. 1 周　　　　　　　　B. 2 周　　　　　　　　C. 3 周

D. 1 个月　　　　　　　E. 2 个月

14. 血清中能检出抗 HAV-IgM 的时间是

A. 起病后 6 周内　　　　B. 起病后 12 周内　　　　C. 起病后 6 个月内

D. 起病后 4 周内　　　　E. 起病后 12 个月内

15. 干扰素治疗可以用于

A. 急性乙型肝炎　　　　　　　　　B. 慢性丙型肝炎

C. 慢性乙型肝炎和慢性丙型肝炎　　D. 慢性乙型肝炎

E. 急慢性丙型肝炎和慢性乙型肝炎

16. 急性病毒性肝炎早期最主要的治理措施是

A. 抗病毒药物　　　　　B. 卧床休息　　　　　　C. 护肝药物

D. 免疫制剂　　　　　　E. 维生素类药物

17. 下列哪一项不是急性病毒性肝炎的主要临床表现

A. 乏力、食欲减退　　　B. 恶心、呕吐　　　　　C. 肝功能损害

D. 肝大　　　　　　　　E. 消瘦

18. 艾滋病最重要的传染源是

A. 隐性感染者　　　　　　　　　　B. 潜伏性感染者

C. 无症状病毒携带者　　　　　　　D. 急性感染期病人

E. 艾滋病期病人

19. 人类免疫缺陷病毒(HIV)主要侵害的靶细胞是

A. B 细胞　　　　　　　B. 红细胞　　　　　　　C. $CD4^+T$ 细胞

D. $CD8^+T$ 细胞　　　　E. 中性粒细胞

20. 艾滋病最主要的传播途径是

A. 性接触传播　　　　　B. 人工授精　　　　　　C. 输血传播

D. 血制品传播　　　　　E. 母婴垂直传播

21. 艾滋病最常见的机会性感染是

A. 大肠杆菌感染　　　　　　　　　B. 外阴部疱疹病毒感染

C. 卡氏肺孢子菌肺炎　　　　　　　D. 巨细胞病毒性视网膜炎

E. 疱疹性直肠炎

22. 艾滋病最主要的预防措施是

A. 治疗和隔离病人

B. 治疗和隔离无症状病毒携带者

C. 切断传播途径

D. 对高危人群进行人工主动免疫

E. 对接触者采用人工被动免疫

23. 有关 HIV 的描述哪项不正确

　　A. 为 RNA 病毒

　　B. 有包膜

　　C. 有两个抗原型(HIV-Ⅰ和 HIV-Ⅱ)

　　D. 加热 56℃ 30 分钟不能灭活

　　E. 为人类免疫缺陷病毒

24. 关于 HIV 无症状感染期的描述,下列哪项是正确的

　　A. 持续时间较长,可达数年或更长　　　　B. 血中一般检测不出 HIV

　　C. 抗 HIV 阴性　　　　　　　　　　　　D. 无传染性

　　E. 常出现口腔毛状白斑

25. 下列哪种消毒措施对 HIV 不敏感

　　A. 高压蒸汽消毒法　　　　B. 75%乙醇　　　　C. 0.2%次氯酸钠

　　D. 焚烧　　　　　　　　　E. 紫外线

26. AIDS 的临床类型不包括

　　A. 隐性感染　　　　　　　B. 原发感染急性期　　　C. 无症状潜伏期

　　D. AIDS 相关综合征　　　 E. 典型 AIDS

27. 下列情况哪种不属艾滋病 4 期内容

　　A. 急性感染　　　　　　　　　　　　　　B. 前驱期

　　C. 无症状感染　　　　　　　　　　　　　D. 持续性全身淋巴结肿大综合征

　　E. 艾滋病

28. 在我国流行的肾综合征出血热病毒主要是

　　A. Ⅰ型和Ⅱ型　　　　　　B. Ⅱ型和Ⅲ型　　　　C. Ⅲ型和Ⅳ型

　　D. Ⅳ型和Ⅴ型　　　　　　E. Ⅴ型和Ⅵ型

29. 在我国肾综合征出血热的主要传染源是

　　A. 鼠　　　　　　　　　　B. 猪　　　　　　　　C. 狗

　　D. 家兔　　　　　　　　　E. 人

30. 严重肾综合征出血热病人可出现高血容量综合征,主要发生在

　　A. 发热期　　　　　　　　B. 低血压休克期　　　　C. 少尿期

　　D. 多尿期　　　　　　　　E. 恢复期

31. 关于肾综合征出血热病人,错误的处理是哪一项

　　A. 发热期应积极采用退热药尽快使体温降到正常范围

　　B. 低血压休克期应遵医嘱快速适量输入液体及血管活性药纠正休克

　　C. 少尿期应按"量出为入,宁少勿多"原则严格控制液体摄入量

　　D. 多尿期应按医嘱及时补充液体的电解质,补液以口服为主

　　E. 恢复期应告知病人症状消失后还应休息 1~3 个月

32. 下列哪项不是肾综合征出血热的临床特点

　　A. 腰痛　　　　　　　　　B. 眼眶痛　　　　　　　C. 热退症状加重

　　D. 出血性皮疹　　　　　　E. 杨梅舌

33. 确诊肾综合征出血热的依据是
    A. 鼠类接触史　　　　　　　　　B. 全身感染中毒症状
    C. "三痛"和"三红"征　　　　　　D. 特异性 IgM 抗体滴度升高
    E. 异型淋巴细胞增多

34. 肾综合征出血热病理损害最明显的器官是
    A. 心脏　　　　　　　　B. 肝脏　　　　　　　　C. 脑实质
    D. 肾脏　　　　　　　　E. 肺

35. 肾综合征出血热早期休克的主要原因
    A. 病毒血症　　　　　　B. 血浆外渗　　　　　　C. 心肌损害
    D. 微血管痉挛　　　　　E. 电解质紊乱

36. 肾综合征出血热少尿的原因可除外
    A. 有效循环血量减少,肾血流量减少
    B. 肾间质水肿和出血
    C. 下尿路阻塞,尿液排出障碍
    D. 尿蛋白和管型阻塞肾小管
    E. 肾素、血管紧张素 II 的激活

37. 脑水肿多产生在肾综合征出血热哪一病期
    A. 发热期　　　　　　　B. 低血压休克期　　　　C. 少尿期
    D. 多尿期　　　　　　　E. 恢复期

38. 肾综合征出血热"三早一就"是指
    A. 早诊断、早休息、早期就近治疗
    B. 早发现、早诊断、早休息就近治疗
    C. 早休息、早治疗、就近治疗
    D. 早发现、早休息、早期就近治疗
    E. 早治疗、早控制、早期就近治疗

39. 下列哪项是狂犬病病毒感染后发病的典型表现
    A. 恐水　　　　　　　　B. 抽搐　　　　　　　　C. 瘫痪
    D. 面肌痉挛　　　　　　E. 腹痛

40. 下列动物中最不可能感染狂犬病病毒的是
    A. 狗　　　　　　　　　B. 猫　　　　　　　　　C. 蝙蝠
    D. 家禽　　　　　　　　E. 狼

41. 发展中国家的狂犬病主要传染源是
    A. 狼　　　　　　　　　B. 猫　　　　　　　　　C. 狗
    D. 患者　　　　　　　　E. 蝙蝠

42. 狂犬病最主要的死亡原因是
    A. 合并感染　　　　　　B. 呼吸肌麻痹　　　　　C. 循环衰竭
    D. 肾衰竭　　　　　　　E. 脑水肿

43. 狂犬病不可能通过下列哪种方式传染
    A. 病犬抓伤　　　　　　B. 伤口接触患病动物的血液　C. 被狗惊吓
    D. 被狗舔舐　　　　　　E. 伤口接触患病动物的唾液

44. 人被病兽咬伤后伤口的处理方法下述错误的是
    A. 用 20% 肥皂水 +1% 苯扎溴铵溶液彻底冲洗伤口
    B. 清洗后用 70% 的酒精反复涂擦
    C. 伤口不缝合、不包扎
    D. 皮试阴性后则可在伤口底部和周围注射免疫球蛋白或免疫血清
    E. 可酌情使用抗生素或破伤风抗毒血清

A2 型题

45. 男性,20 岁,近 3 个月来出现颈部、腋下淋巴结肿大,伴顽固性腹泻,每日 10 数次稀便,体重明显下降达 10kg,3 年前在国外居住期间,因手术而输血 400ml,术后无特殊,最可能的诊断是
    A. 肠结核合并淋巴结结核　　B. 恶性组织细胞病　　　C. 淋巴瘤
    D. 艾滋病　　　　　　　　　E. 克罗恩病

46. 男性农民,20 岁,1 月初入院,5 天前突起寒战、高热、全身酸痛、恶心、呕吐,排洗肉水样尿 200ml。体温 39.5℃,眼睑水肿,眼睑及胸部皮肤充血,腋部可见针尖大出血点,臀部注射处有 1cm×2cm 大瘀斑。血象:血红蛋白 160g/L,红细胞数 5.1×10^{12}/L,白细胞数 64×10^9/L,幼稚细胞 0.12,杆状核细胞 0.15,多形核细胞 0.43,淋巴细胞 0.30,血小板 80×10^9/L。最可能的诊断是
    A. 急性白血病　　　　　　　　　B. 慢性粒细胞性白血病
    C. 血小板减少性紫癜　　　　　　D. 急性肾炎
    E. 肾综合征出血热

47. 流行性出血热病程第 6 天,每天尿量仅 80ml,血压 176/110mmHg,脉洪大,面部水肿,体表静脉充盈,两肺底有散在湿啰音。对此病人治疗应采取下列何组措施为好
    A. 严格控制输液量,高效利尿剂及导泻
    B. 采用平衡盐液,降血压,利尿及导泻
    C. 采用高渗葡萄糖液降压及利尿
    D. 采用利尿合剂,纠正酸中毒及血管活性药物
    E. 纠正酸中毒,降压及利尿

48. 男性,28 岁,农民,10 月 30 日高热、头痛、腰痛、呕吐、腹泻,连续发热 4 天,鼻出血 1 次。用对乙酰氨基酚后热退,但出现头晕、尿少、排尿痛。血象:白细胞数 18×10^9/L,中性粒细胞 60%,形态不正常的单核细胞 12%,淋巴细胞 23%,血小板 50×10^9/L,尿中有膜状物,该疾病诊断为
    A. 肾综合征出血热　　　B. 钩端螺旋体病　　　C. 败血症
    D. 肾盂肾炎　　　　　　E. 流行性脑脊髓膜炎

49. 男性患者,20 岁,因 4 天来发热,1 日来尿少,于 12 月 17 日入院,检查意识清,BP 110/70mmHg,眼结膜水肿,充血,皮肤有散在出血点,血 WBC 24×10^9/L,血小板 50×10^9/L,尿蛋白(＋＋)。下列处理哪项不正确
    A. 检测特异性 IgM 抗体　　　　　B. 精确记录每日的尿量
    C. 避免应用损伤肾脏的药物　　　　D. 积极利尿导泻
    E. 大量输液以增加尿量

A3/A4 型题

(50～52 题共用题干)

某男,30 岁,反复乏力、食欲缺乏、肝区不适 2 年。查体:慢性病容,巩膜轻度黄染,颈部

有 2 个蜘蛛痣,肝肋下 2cm,质中,脾侧位可触及。实验室检查:ALT 160U/L,血清白蛋白 34g/L,γ 球蛋白 40g/L,血清总胆红素 30μmol/L。

50. 最可能的诊断是
   A. 慢性肝炎轻度　　　　　B. 慢性肝炎中度　　　　　C. 慢性重型肝炎
   D. 早期肝硬化　　　　　　E. 慢性肝炎重度

51. 为明确临床诊断,最可靠的检查是
   A. 乙型肝炎病毒标志物　　B. B 超　　　　　　　　　C. 磁共振
   D. CT　　　　　　　　　　E. 肝活检

52. 最重要的病理变化是
   A. 广泛肝细胞水肿及嗜酸性变性
   B. 肝细胞点状或小灶性坏死
   C. 肝小叶广泛坏死,再生结节形成
   D. 毛细胆管淤胆
   E. 肝细胞呈碎片状坏死及肝小叶被纤维组织分割

(53~54 题共用题干)

男性,28 岁,农民。发热、头痛 5 天,血尿伴少尿 1 天。

53. 最可能的诊断是
   A. 细菌性痢疾　　　　　　B. 乙型脑炎　　　　　　　C. 艾滋病
   D. 肾综合征出血热　　　　E. 病毒性肝炎

54. 临床为哪期
   A. 发热期　　　　　　　　B. 低血压休克期　　　　　C. 少尿期
   D. 多尿期　　　　　　　　E. 恢复期

(55~56 题共用题干)

男性,40 岁,曾在国外居住多年。3 年前回国,近半年持续低热伴乏力,周身淋巴结肿大,口腔黏膜反复感染,大量抗生素治疗效果不佳,近来体重减轻,血常规示:白细胞低和贫血。

55. 此时应考虑哪种疾病
   A. 结核病　　　　　　　　　　　B. 白塞病
   C. 传染性单核细胞增多症　　　　D. 艾滋病
   E. 亚急性变应性败血症

56. 要确诊该病还应做哪些检查
   A. 血沉　　　　　　　　　B. 抗 HIV　　　　　　　　C. 异嗜性凝集试验
   D. 抗 HEV　　　　　　　　E. 病毒培养

(57~59 题共用题干)

男性,40 岁,因两个月来发热、咳嗽、气短入院。已用青霉素、环丙沙星等治疗两个星期,症状无缓解并出现发绀,既往有血友病史,多次输入血液制品。体检:T 38.9℃,颈部、腋下可触及直径1cm 左右的淋巴结,光滑无压痛,肺部可闻及湿性啰音,X 线胸片显示间质性肺炎,血 WBC 4.0×10^9/L,多次血痰培养无细菌生长。

57. 最可能的诊断是
   A. 耐药链球菌性肺炎　　　　　　B. 衣原体肺炎

C. 严重急性呼吸综合征(SARS)　　　　D. 艾滋病并卡氏肺孢子菌肺炎

E. 支气管结核

58. 为明确诊断,应用哪项检查

A. 查血清抗 HIV　　　　　　　　　B. 查血清 SARS 病毒特异性抗体

C. 痰涂片找结核杆菌　　　　　　　D. 荧光抗体法测衣原体抗体

E. 插管吸痰作细菌培养并作药敏试验

59. 治疗用药应首选

A. 泰能　　　　　　B. 复方磺胺异噁唑　　　　C. 链霉素

D. 头孢曲松钠　　　E. 万古霉素

(60~62 题共用题干)

38 岁男患者,因发热 5 天,伴头痛、腰痛、尿少 1 天入院,入院时体温 38.5℃,血压 70/50mmHg,脉搏 116 次 / 分,球结膜充血、水肿,皮肤出血点,肾区叩痛。

60. 此患者最可能的诊断是

A. 败血症　　　　　　　　　　　　B. 肾综合征出血

C. 流行性脑脊髓膜炎　　　　　　　D. 中毒性菌痢

E. 乙型脑炎

61. 下列各项中,最有助于诊断的化验是

A. 脑脊液常规　　　　　B. 尿常规　　　　　　　C. 肾功能

D. 凝血酶原时间　　　　E. 离子

62. 此患者目前最合适的治疗措施是

A. 应用抗菌药物　　　　　　　　　B. 立即应用地塞米松

C. 立即应用血管活性药物　　　　　D. 迅速补充血容量

E. 应用抗病毒药物

B1 型题

(63~64 题共用备选答案)

A. 所致疾病的临床特征　　　　　　B. 流行特征

C. 病毒的核蛋白抗原性　　　　　　D. 表面抗原血凝素

E. 神经氨基酸、血凝素抗原性的差异

63. 流感病毒可分为甲、乙、丙三型是依据

64. 同型流感病毒又分为若干亚型是依据

(65~66 题共用备选答案)

A. HBsAg　　　　　　B. HBeAg　　　　　　C. 抗 HBs

D. 抗 HBe　　　　　　E. 抗 HBc

65. 与乙肝疫苗成分一致的是

66. 急性乙型肝炎血清中最迟出现的标志物是

第三章　细菌性传染病

学习目标

1. 掌握:伤寒、细菌性痢疾、鼠疫、霍乱、流行性脑脊髓膜炎的临床表现、预防;细菌性痢疾、霍乱的治疗;细菌性痢疾的诊断与鉴别诊断。
2. 熟悉:伤寒、细菌性痢疾、霍乱、流行性脑脊髓膜炎的病原学、流行病学;伤寒、细菌性痢疾的实验室检查;伤寒、鼠疫的治疗、流行病学。
3. 了解:霍乱、流行性脑脊髓膜炎、伤寒、鼠疫的实验室检查;伤寒、流行性脑脊髓膜炎、鼠疫的诊断与鉴别诊断;流行性脑脊髓膜炎的治疗;鼠疫的病原学。
4. 学会农村社区常见细菌性传染病防治及健康教育的方法。
5. 学会重大传染病的管理。

第一节　伤　寒

病例

患者,男,32 岁。因发热 1 周,皮疹、腹泻 3 天入院。患者 1 周前开始出现发热,体温 38℃,之后逐渐升至 39.5℃,曾到乡卫生院就诊,查血常规 WBC 3.2×10^9/L,N 0.60,L 0.40,诊为"病毒感染"予以"利巴韦林"等治疗,效果欠佳。入院前 3 天病情加重,腹胀、腹泻,每日 4~6 次,为水样便。皮肤出现少量红色皮疹。来院就诊,门诊查便常规:WBC 2~8/HP,RBC 0~2/HP;肥达反应:"O"抗体 >1:80,"H"抗体 >1:160。入院体检:T 39℃,R 23 次/分,P 89 次/分,BP 130/85mmHg。前胸皮肤可见数个浅红色小斑丘疹。腹平软,无压痛。辅助检查:血常规:WBC 3.0×10^9/L,N 0.58,L 0.42,嗜酸性粒细胞消失;便常规:WBC 1~6/HP,RBC 0~1/HP;肥达反应:"O"抗体 >1:320,"H"抗体 >1:640。

请问:1. 初步诊断为什么病?
　　　2. 本病的临床特点有哪些?

伤寒是由伤寒杆菌引起的急性肠道传染病。基本病理改变为单核巨噬细胞系统的增生性反应,以回肠下段淋巴组织病变最明显。临床特征为持续发热、相对缓脉、神经系统中毒症状与消化道症状、玫瑰疹、肝脾肿大、白细胞减少。肠出血和肠穿孔为主要的严重并发症。

我国目前多为散发病例,偶然有局部地区的流行,夏秋季多见,发病以学龄前儿童和青壮年多见。

【病原学】

伤寒杆菌属沙门菌属 D 群,革兰染色阴性,呈短杆状,有鞭毛,能运动,不形成芽胞,无荚膜。在普通培养基上能生长,但在含有胆汁的培养基上生长更好。伤寒杆菌具有菌体"O"抗原、鞭毛"H"抗原和表面"Vi"抗原,三种抗原均可刺激机体产生相应的抗体。用凝集反应检测血清标本中的"O"及"H"抗体,即肥达反应,有助于伤寒的临床诊断。Vi 抗体的效价低,临床诊断意义不大。由于大多数伤寒杆菌带菌者 Vi 抗体阳性,因此,Vi 抗体的检测有助于发现伤寒带菌者。

伤寒杆菌在自然环境中生存力较强,在地面水中可生存 2 ~ 3 周,在粪便中可生存 1 ~ 2 个月,在牛奶、肉类及蛋类中可存活数月,故可引起水源性和食源性暴发流行。能耐低温,对阳光、干燥、热及消毒剂敏感,阳光直射数小时即死亡,加热 60℃ 15 分钟或煮沸均可杀死,消毒饮用水余氯达 0.2 ~ 0.4mg/L 时迅速死亡。

【流行病学】

(一)传染源

患者及带菌者是本病的传染源。患者自潜伏期末即可由粪便排菌,起病后 2 ~ 4 周排菌量最多,之后逐渐减少,排菌时间超过 3 个月以上者,称为慢性带菌者,是本病不断传播或流行的主要传染源。

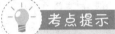

考点提示

伤寒的主要传染源

(二)传播途径

通过粪—口途径感染人体。病菌随患者或带菌者的粪便排出,污染水和食物,或经手及苍蝇、蟑螂等间接污染水和食物而传播。水源污染时传播本病的重要途径,可造成暴发流行。

(三)人群易感性

人群普遍易感,病后可获得持久免疫力,再次患病者极少。

知识拓展

玛丽·梅隆生于 1869 年 9 月 23 日,爱尔兰人,15 岁时移居到美国,她在纽约从事厨师工作。在 20 世纪初,玛丽·梅隆曾得过伤寒病,但随后很快恢复了健康。但是"怪事"发生了,她到哪家给人做饭,哪家就有人被查出得了伤寒病,在 10 年期间她换了 8 个东家,被她传染而得病的人据称有 200 多人。纽约市卫生官员最终查出是由这位健康的厨娘传播的伤寒病后,就以危害公共健康罪而逮捕了玛丽,最终玛丽·梅隆被判监禁,被隔离在一个孤岛上长达 20 多年,直到她在 65 岁时患脑卒中死去。"伤寒玛丽"事件使公众首次发觉,健康人也能传播致命的疾病。这样的人被称为"健康带菌者"。从预防角度讲,他们比病人更危险。

【临床表现】

潜伏期波动范围 3 ~ 60 天,通常为 7 ~ 14 天。

(一)典型伤寒

自然病程约 4 周,临床经过可分为 4 期:

1. 初期 病程为第1周,多数起病缓慢,发热是最早出现的症状,常伴有全身不适、食欲减退等。病情逐渐加重,体温呈阶梯形上升,于5~7日内升至40℃左右。发热前可有畏寒,少有寒战,退热时出汗不多,右下腹可有轻度压痛,部分患者有肝脾肿大。

2. 极期 病程第2~3周。出现伤寒特征性的临床表现。

(1)持续发热:多呈稽留热型,热程可持续2周或以上。

(2)消化系统症状:食欲减退、腹胀、便秘多见,少数以腹泻为主,右下腹可有轻度的压痛。

(3)神经系统中毒症状:由伤寒杆菌的内毒素所致。表现为表情淡漠、反应迟钝、听力减退、耳鸣,重者可有谵妄、抽搐、昏迷、脑膜刺激征等中毒性脑病表现。

(4)相对缓脉:成年人常见,并发心肌炎时相对缓脉不明显,部分患者可有重脉。

(5)肝脾肿大:病程第1周末起,多数患者出现轻度肝脾肿大,并发中毒性肝炎时,肝功能异常,少数患者可出现黄疸。

(6)玫瑰疹:部分患者皮肤出现淡红色小斑丘疹,多见于胸腹背部,四肢较少见,多在2~4日内消退。

3. 缓解期 为病程的第3~4周,体温出现波动下降,各种症状逐渐减轻,肝脾逐渐回缩,但本期内有发生肠出血及肠穿孔的危险,需特别注意。

4. 恢复期 相当于病程第5周,体温降至正常,症状体征消失,食欲恢复,通常在1个月左右痊愈。

(二)非典型伤寒

近年来,由于抗菌药物的早期使用,典型伤寒已不多见。在临床偶可见到轻型、暴发型、迁延型、逍遥型及顿挫型等其他临床类型的伤寒。

1. 轻型 多见于儿童患者或发病初期已应用有效抗菌药物治疗者。因临床特征不典型,易出现漏诊或误诊。

2. 暴发型 急性起病,病情凶险,进展迅速,毒血症状严重,患者有畏寒、高热,常并发中毒性脑病、中毒性心肌炎、中毒性肝炎、DIC、肠麻痹等。

3. 迁延型 起病初期与典型伤寒相似,但由于机体免疫力低下,发热持续不退,可达5周以上,甚至数月之久。常见于合并胆道结石、慢性乙型肝炎、慢性血吸虫或其他慢性疾病的患者。

4. 逍遥型 患者症状轻微,可坚持日常工作,部分患者发生肠出血或肠穿孔才被诊断。

5. 顿挫型 起病较急,开始症状典型,但病程极短,于1周左右发热等症状迅速消退而痊愈。

肠出血为伤寒较常见的并发症,肠穿孔为最严重的并发症,尚可并发中毒性心肌炎、中毒性肝炎、肺部感染、溶血性尿毒综合征、胆囊炎等。

【实验室检查】

(一)常规检查

血白细胞计数可减低,一般在$(3~5)\times10^9/L$之间,中性粒细胞减少,嗜酸性粒细胞减少或消失。

(二)细菌学检查

1. 血培养 为最常用的确诊依据。病程第1周的阳性率最高,可达80%~90%,以后逐渐下降,受抗菌药物的影响,采集标本应在体温上升阶段和使用抗菌药物之前,可提高血培养的阳性率。

2. 骨髓培养　由于骨髓中巨噬细胞丰富,含伤寒杆菌多,培养阳性率较血培养高。尤其适用于已用抗菌药物治疗或血培养阴性者。

3. 粪便培养　在病程第 3 ~ 5 周阳性率最高,可达 80%。

(三)免疫学检查

肥达反应　对伤寒具有协助诊断的价值。用已知的伤寒杆菌菌体"O"、鞭毛"H"抗原,副伤寒杆菌甲、乙、丙的鞭毛抗原 5 种。目的在于测定患者血清中各种相应抗体的凝集效价,通常以"O"的效价≥1:80 以上,"H"的效价≥1:160 以上才有诊断价值。10% ~ 30% 患者肥达反应可始终是阴性。

【诊断与鉴别诊断】

(一)诊断依据

1. 流行病学资料　注意收集当地伤寒疫情、流行季节,以及患者的生活卫生习惯、是否有伤寒病史、伤寒菌苗预防接种史、有否与伤寒患者密切接触等资料。

2. 临床表现　凡发热持续 1 周以上,伴有食欲减退、腹胀、表情淡漠、相对缓脉、肝脾大者均应考虑到伤寒的可能,如有玫瑰疹则诊断意义更大。

3. 实验室检查

血和骨髓培养阳性有确诊意义。末梢血白细胞基数减少、中性粒细胞减少,嗜酸性粒细胞减少或消失。肥达试验阳性有助于诊断。

(二)鉴别诊断

伤寒早期,特征性表现尚未显露,应与病毒感染、急性病毒性肝炎等病相鉴别。伤寒的极期须与败血症、粟粒性肺结核、斑疹伤寒、结核性脑膜炎等相鉴别。

【治疗】

(一)一般治疗

1. 隔离与休息　按消化道传染病进行隔离,排泄物应彻底消毒。发热期应严格卧床休息。

2. 护理与饮食　应注意观察体温、脉搏、血压、腹部情况和大便等变化。给予高热量、高维生素、易消化的无渣饮食,切忌坚硬多渣食物及暴饮暴食,以免诱发肠出血、肠穿孔。

3. 对症处理　高热者可适当物理降温,不宜用大量退热药,以免出现体温骤降、大汗、虚脱等。烦躁不安者可用地西泮等镇静剂。便秘者采用生理盐水低压灌肠或开塞露润肛。腹痛、腹泻者不宜用鸦片制剂,以免减低肠蠕动引起鼓肠。腹胀者必要时肛管排气,禁用新斯的明等促进肠蠕动的药物。毒血症严重者,在有效、足量抗菌治疗的同时,可用小量肾上腺皮质激素类药物以减轻毒血症状。激素的使用宜慎重,以免诱发肠出血或肠穿孔。

(二)病原治疗

1. 喹诺酮类药物　为目前治疗伤寒的首选药物。常用的药物有左氧氟沙星,每次200mg,口服或静脉滴注,2 次/日;氧氟沙星,成人 600 ~ 800mg/d,分 2 ~ 3 次口服,或 400 ~ 600mg/d,分 2 ~ 3 次静滴;环丙沙星,成人 1.0 ~ 1.5g/d,分 2 ~ 3 次口服,或 400mg/d,分 2 次静脉滴注;疗程一般为 14 日。

2. 头孢菌素类　第二、三代头孢菌素疗效较好,毒副作用低,尤其适用于儿童、孕妇、哺乳期妇女及氯霉素耐药菌所致伤寒。

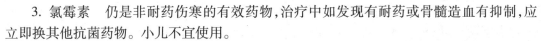

3. 氯霉素　仍是非耐药伤寒的有效药物,治疗中如发现有耐药或骨髓造血有抑制,应立即换其他抗菌药物。小儿不宜使用。

(三)并发症的治疗

1. 肠出血　绝对卧床休息,严密观察血压、脉搏、神志变化及便血情况;禁食或进少量流质饮食;注意水、电解质的补充并加用止血药;根据出血情况酌量输血;如患者烦躁不安可给予镇静剂;经积极治疗仍出血不止者,应考虑手术治疗。

2. 肠穿孔　一旦发现,应尽早手术治疗。手术前应采取禁食、胃肠减压、足量应用有效抗生素等以防治腹膜炎,静脉输液及其他对症支持治疗措施。

(四)慢性带菌者的治疗

氨苄西林成人 3~6g/d,阿莫西林成人 4~6g/d,分 3~4 次口服,疗程 6 周。氧氟沙星,每次 300mg,每日 2 次口服;环丙沙星,每次 500mg,每日 2 次口服,疗程 6 周。伴有胆石症或胆囊炎的慢性带菌者可考虑胆囊切除术。

【预防】

(一)控制传染源

早期发现和隔离患者,其排泄物及衣物等彻底消毒,应隔离患者至体温正常后 15 日或粪便培养 2 次阴性(相隔 5 天)阴性,可解除隔离。对密切接触者进行医学观察 15 天;对餐饮行业从业人员要定期检查,发现带菌者应调换工作并给予相应的治疗。

(二)切断传播途径

是预防本病的关键措施,应做好水源管理、粪便管理、饮食卫生管理和消灭苍蝇等卫生工作。养成良好的卫生和饮食习惯,坚持饭前、便后洗手,要避免饮用生水,避免进食未煮熟的肉类食品等。

(三)提高人群免疫力

易感人群可进行预防接种。伤寒与副伤寒甲、乙三联灭活菌苗,因其保护效果不佳且副作用较大,实际应用较少。

第二节　细菌性痢疾

> 患者,女,25 岁,因发热、腹痛、脓血便 2 日而入院。患者 2 日前突然畏寒、发热,并出现腹部阵发性疼痛、腹泻,大便每日 10 余次,为少量脓血便,以脓为主,伴里急后重,无恶心呕吐。患者有不洁饮食史。体检:T 38.5℃,P 96 次/分,R 20 次/分,BP 120/80mmHg。营养中等,意识清,急性热病容,无皮疹和出血点。心脏(-)。两肺未闻及干湿啰音。腹部平软,左下腹有压痛,无肌紧张及反跳痛,未触及肿块,肝脾肋下未触及。实验室检查:Hb 124g/L,WBC 16.4×10^9/L,N 0.88,L 0.12,PLT 200×10^9/L;粪便常规:黏液脓性便,WBC 多数/HP,RBC 3~5/HP;尿常规检查正常。
> 　请问:1. 该患者最可能的诊断是什么?
> 　　　 2. 为诊断应做哪些检查?

细菌性痢疾简称菌痢,是由痢疾杆菌引起的肠道传染病。主要临床表现为腹痛、腹泻、里急后重和黏液脓血便,可伴有发热及全身毒血症状,严重者可有感染性休克和(或)中毒性脑病。本病全年散发,以夏秋季多见,也可为流行。在卫生条件差的地区和国家发病率高。

【病原学】

痢疾杆菌属肠杆菌科志贺菌属,革兰染色阴性,无鞭毛,无荚膜,无芽胞,有菌毛。根据抗原结构和生化反应不同,目前将志贺菌属分为4群,即A群痢疾志贺菌、B群福氏志贺菌、C群鲍氏志贺菌、D群宋内志贺菌,以及47个血清型。目前我国仍以B群为主,D群有不断上升趋势,但近年来,河南、云南等少数地区有A群流行趋势。

各群、型之间多无交叉反应。各型痢疾杆菌死亡后均能释放内毒素,是引起全身反应如发热、毒血症、休克的重要因素。A群痢疾志贺菌还可产生外毒素,又称为志贺毒素,具有细胞毒、肠毒性和神经毒性活性,故A群痢疾志贺菌引起的临床症状最重。

痢疾杆菌在外界环境生存力较强,在粪便中存活11天,潮湿土壤34天,水果、蔬菜及生活用品上能生存1~2周,在牛奶中存活20日。对日光和煮沸抵抗力差,加热60℃15分钟死亡。对各种化学消毒剂敏感。

【流行病学】

(一)传染源

为急、慢性菌痢患者及带菌者。非典型患者、慢性患者及带菌者发现和管理困难,更需要重视。

(二)传播途径

痢疾杆菌随传染源的粪便排出体外,通过污染手、食物、水源或生活接触,或苍蝇、蟑螂间接方式传播,最终经口入消化道引起感染。

(三)人群易感性

人群普遍易感,学龄前儿童发病率高,其次青壮年。病后有一定免疫力,但不持久,各菌群和血清型之间无交叉免疫,故易于反复感染而多次发病。

【临床表现】

潜伏期1~3日,短者数小时,长者可达7日。根据病程长短和病情轻重将菌痢分为以下临床类型。

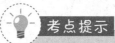
考点提示
典型痢疾的临床特点

(一)急性菌痢

1. 普通型(典型)　起病急、畏寒、高热,体温可达39℃,可伴头痛、乏力、恶心等全身中毒症状。继之腹痛、腹泻及里急后重,每日排便十次至数十次不等。初为稀便或水样便,量多,继则黏液或黏液脓血便,量少,左下腹压痛,肠鸣音亢进。自然病程为1~2周,大多数可缓解或恢复,部分患者可转为慢性。

2. 轻型(非典型)　全身毒血症状轻或无,无发热或低热。腹泻每日不超3~5次,黏液稀便无肉眼脓血,无明显里急后重。病程3~7日即可痊愈,少数患者可转变为慢性。

3. 中毒型　多见于2~7岁体质较好的儿童,起病急骤,病情危重,病死率高。突然高热起病,肠道症状不明显。根据中毒症状的临床表现,又分为以下3型:

(1)休克型(周围循环衰竭型):较多见,主要为中毒性休克的表现。患者烦躁不安或精神萎靡,面色苍白、四肢厥冷、脉细速、血压下降或测不出,少尿或无尿,不同程度意识障碍等。

(2)脑型(呼吸衰竭型):以中枢神经系统症状为主。患者可出现烦躁、剧烈头痛、频繁

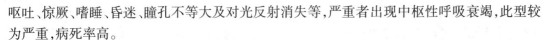

呕吐、惊厥、嗜睡、昏迷、瞳孔不等大及对光反射消失等,严重者出现中枢性呼吸衰竭,此型较为严重,病死率高。

(3)混合型:兼有以上两型的临床表现,如抢救不及时此型病情最为凶险,病死率最高。

（二）慢性菌痢

指急性菌痢病程超过2个月未愈者,即为慢性菌痢。根据临床表现将慢性菌痢分为3型,其中慢性迁延型最为常见。

1. **慢性迁延型** 长期反复腹痛、腹泻、腹胀等症状。大便不成形或稀便,常带有黏液,偶有脓血,或便秘与腹泻交替出现。左下腹可有压痛,部分患者可扪及增粗且呈条索状的乙状结肠。长期腹泻者可有乏力、贫血、营养不良及维生素缺乏等表现。

2. **急性发作型** 有慢性菌痢史,常因受凉、进食生冷食物或劳累等诱因而引起急性发作。出现腹痛、腹泻和脓血便,而发热等毒血症状较轻。

3. **慢性隐匿型** 1年内有菌痢病史,临床症状消失2个月以上,但乙状结肠镜检查有慢性肠黏膜病变,大便培养可检出痢疾杆菌。

【实验室检查】

（一）血常规检查

急性期患者血白细胞总数增高,多在$(10\sim20)\times10^9/L$,中性粒细胞也有增高。慢性患者可有轻度贫血。

（二）粪便检查

1. **大便常规** 粪便外观多为黏液脓血便,镜检可见大量脓细胞,少量红细胞和巨噬细胞。

2. **细菌培养** 粪便培养出痢疾杆菌可以确诊。为提高细菌培养的阳性率,应在抗菌药物使用之前采集新鲜标本,取粪便脓血部分及时送检。

【诊断与鉴别诊断】

（一）诊断依据

1. **流行病学资料** 发病在夏秋季,病前有不洁饮食、不良卫生习惯或与患者接触史。

2. **临床症状** 急性菌痢起病急,有畏寒、发热、腹痛、腹泻、黏液脓血便以及里急后重,左下腹部有明显压痛。中毒性菌痢以儿童多见,病情进展迅猛,高热、惊厥、意识障碍及循环、呼吸衰竭,慢性菌痢有急性菌痢史,病程超过2个月病情未痊愈。

3. **实验室检查** 急性期血常规检查,白细胞总数增高,多在$(10\sim20)\times10^9/L$,中性粒细胞也有增高。粪便镜检可见大量脓细胞,少量红细胞。粪便培养出痢疾杆菌。

4. 慢性腹泻原因不明时,可行乙状结肠镜检查以帮助诊断。

（二）鉴别诊断

1. 急性菌痢

(1)急性阿米巴痢疾:散在发病,起病慢,发热等全身症状轻。大便次数不多,量多,暗红色果酱样血便,腥臭。腹痛轻,无里急后重,右侧下腹压痛。粪便镜检红细胞多,找到溶组织阿米巴可确诊。

(2)其他细菌所致的肠道感染:如侵袭性大肠埃希菌、空肠弯曲菌等,其临床表现与急性菌痢类似,也表现为发热、腹痛、腹泻、黏液便等。确诊有赖于粪便培养出不同的病原菌。

(3)细菌性胃肠型食物中毒:由进食被沙门菌、变形杆菌、大肠埃希菌及金黄色葡萄球菌等病原体或产生的毒素污染的食物引起。有集体进食同一食物及在同一潜伏期内集体发病的病史。呕吐明显,有腹痛、腹泻等急性胃肠炎表现,大便多为稀水便,黏液脓血便及里急后重少见。确诊有赖于从患者呕吐物、粪便以及可疑食物中检出同一病原菌。

2. 慢性菌痢　须与直肠癌、结肠癌、慢性非特异性溃疡性结肠炎、慢性血吸虫等鉴别。

【治疗】

（一）急性菌痢

1. 一般治疗　急性期卧床休息,消化道隔离。以易消化的流质或半流质饮食为宜。维持水、电解质及酸碱平衡,呕吐、失水者可根据病情给予口服或静脉补液。高热、腹痛者给予退热、止痉。

2. 病原治疗　由于耐药菌株出现,对既往常用的药物如链霉素、磺胺药等普遍耐药。最好应用 2 种以上抗菌药物,可酌情选用下列药物。

（1）喹诺酮类药物:可作为首选药物。常用诺氟沙星,成人每次口服 200～300mg,每日 2～4 次;环丙沙星成人 500mg,每日 2 次,疗程 3～5 日。孕妇、儿童及哺乳期妇女如非必要不宜使用。

（2）磺胺类:复方磺胺甲噁唑（SMZ-TMP）每片含 SMZ 400mg 和 TMP 80mg,成人每次 2 片,每日 2 次,首剂加倍,儿童剂量酌减,疗程 3～5 日。

（3）其他:阿奇霉素、多西环素、庆大霉素第三代头孢菌素等药物也可根据药敏结果选用。

知识拓展

蒙脱石是一种消化道黏膜保护剂,对消化道内的病毒、病菌及其产生的毒素具有选择性固定、抑制作用,对消化道黏膜有很强的覆盖能力防御功能。蒙脱石不进入血液循环系统,它通过激活凝血因子Ⅶ和Ⅷ,对消化道局部有止血作用,并能减少肠道分泌,保护肠黏膜,促进腹泻消退。细菌性痢疾的发病部位多在乙状结肠及直肠,蒙脱石灌肠后,药物可以更快、更直接与病变部位相接触,且局部药物浓度高,这样有利于更多的病菌及其毒素被固定抑制并排出体外,增强局部黏膜的防御功能,减轻由于毒素吸收造成的全身中毒症状,促使大便性质快速恢复正常。尤其对于年龄小的患儿,可以解决喂药困难问题,特别是病时伴有呕吐者,且无太多痛苦,家长易于接受。因此,用蒙脱石保留灌肠治疗菌痢,是一种简便、有效的好方法。方法:用蒙脱石 1 包加入生理盐水 30ml 混匀,每天 1 次。

（二）中毒性菌痢

1. 抗感染　选择敏感抗菌药物,联合用药静脉滴注,具体抗菌药物同上。

2. 降温镇静　高热者可采用物理降温和药物降温,乙醇或温水擦浴,或冷盐水灌肠,必要时给予退热药。高热伴惊厥可加用地西泮,也可用水合氯醛灌肠,必要时可用亚冬眠疗法,给予氯丙嗪和异丙嗪每次各 1～2mg/kg 肌注。

3. 抗休克治疗　应选平衡盐液或低分子右旋糖酐等补充血容量,用 5% 碳酸氢钠纠正酸中毒。在此基础选用山莨菪碱(654-2)、多巴胺等血管活性药物。出现心衰者及早使用西地兰(毛花苷丙)强心药物,并应用肾上腺皮质激素。

4. 防治脑水肿和呼吸衰竭　凡颅内压增高者,及早应用 20% 甘露醇每次 1～2g/kg,快速静脉推注,每 6～8 小时重复一次,同时给予肾上腺皮质激素有助于减轻脑水肿。呼吸衰

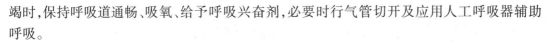

竭时,保持呼吸道通畅、吸氧、给予呼吸兴奋剂,必要时行气管切开及应用人工呼吸器辅助呼吸。

(三)慢性菌痢

治疗慢性菌痢应采取以抗菌治疗与增强机体免疫力和调节肠道功能相结合的综合性措施。

【预防】

应采取以切断传播途径为主综合预防措施。

(一)管理传染源

早期发现患者和带菌者,及时隔离彻底治疗,直至大便培养阴性。急性期患者经治疗,隔日做一次大便培养,连续两次阴性才能解除隔离。对从事饮食行业、托儿所和水源管理等重点行业人群,必须定期做大便培养,发现带菌者应立即调离原工作岗位并给予治疗。

(二)切断传播途径

贯彻执行"三管一灭",即饮水、食物、粪便的卫生管理及灭苍蝇,养成良好的卫生习惯。

(三)保护易感人群

近年来主要采用口服减毒活菌苗,对同型志贺菌免疫力可维持 6~12 个月。

第三节 鼠 疫

> 患者,男,45 岁,以"发热头痛 8 天,伴左侧腹股沟溃烂 2 天"入院。8 天前发热伴有畏寒发热,体温高达 39~40℃,恶心,呕吐,头痛及四肢疼痛。6 天前出现左腹侧股沟肿胀。半月前去云南旅游。体检:T 39.2℃,P 110 次/分,R 28 次/分,BP 94/60mmHg。神志清楚,反应略显迟钝,面部潮红,结膜充血,皮肤、黏膜可见出血点及瘀斑。左腹股沟区显著红肿,有一处明显溃疡,有脓性分泌物,局部有压痛,可触及肿大淋巴结。血常规:WBC 19.6×10^9 L,N 0.83。
>
> 请问:1. 说出该病例的诊断及诊断依据。
>
> 　　　2. 为明确诊断需进一步检查哪些项目?

鼠疫是由鼠疫杆菌引起的一种自然疫源性烈性传染病,属我国法定传染病中的甲类传染病。自然宿主为鼠类等多种啮齿类动物,传播媒介为多种蚤类。基本病变是血管和淋巴管内皮细胞损害及急性出血性、坏死性炎症。临床上主要表现为发热、严重的毒血症症状、淋巴结肿大和出血倾向。地区性、季节性、职业性为流行特征。

【病原学】

鼠疫耶尔森菌,亦称鼠疫杆菌,为革兰染色阴性、两端钝圆、两极浓染的椭圆形小杆菌,长约 1~15μm,宽约 0.5~0.7μm。在动物体内和早期培养基中有荚膜,可在普通培养基上生长。

鼠疫杆菌产生两种毒素,一种为鼠毒素(外毒素),对小鼠和大鼠有很强毒性;另一种为内毒素,较其他革兰阴性菌内毒素毒性强,能引起发热、弥散性血管内凝血、组织器官内溶血、中毒休克,为本菌致病致死的毒性物质。

鼠疫在低温与有机物体内存活时间较长,在痰液和脓液中可存活 10～20 日,尸体内可存活数周至数月,蚤粪中能存活 1 个月以上。但其对外界抵抗力较弱,对光、热、干燥及一般消毒剂均甚敏感。日光直射 4～5 小时即死,加热 55℃ 15 分钟或 100℃ 1 分钟,5% 甲酚皂溶液、5%～10% 氯氨均可将病菌杀死。

【流行病学】

（一）传染源

鼠疫患者为重要传染源,特别是肺型鼠疫患者。鼠间鼠疫传染源黄鼠和旱獭为最重要。家鼠中的黄胸鼠、褐家鼠和黑家鼠是人间鼠疫流行的重要传染源。

（二）传播途径

1. 经鼠蚤叮咬传播 鼠蚤吸入病鼠血液后,鼠疫杆菌便在其前胃大量繁殖,形成菌栓,使胃腔发生堵塞,当该蚤再次吸吮人血时,吸入血液遇阻反流,病菌即随之侵入人体。

2. 经皮肤传播 接触蚤粪、病鼠的皮肉、内脏、血液和患者的痰液、脓血分泌物,均可经破损皮肤或黏膜感染。

3. 呼吸道传播 肺鼠疫患者痰中鼠疫杆菌可借飞沫及尘埃经呼吸道感染他人,并引起人间肺鼠疫流行。

（三）人群易感性

人群对鼠疫普遍易感,可形成隐性感染。患病后免疫力较持久。

（四）流行特征

1. 地区性 世界各地存在许多自然疫源地,我国主要发生在云南和青藏高原。野鼠鼠疫长期持续存在。人间鼠疫多由野鼠传至家鼠,由家鼠传染于人引起。偶因狩猎（捕捉旱獭）、考察、施工、军事活动进入疫区而被感染。本病多由疫区交通工具向外传播、引起流行、大流行。

2. 季节性 与鼠类活动和鼠蚤繁殖情况有关。人间鼠疫多在 6～9 月。肺鼠疫多在 10 月以后流行。

3. 职业性 人间鼠疫首发病例常与职业猎人有关,如狩猎等。

知识拓展

2014 年 7 月 16 日 5 时许,甘肃省卫生计生委接酒泉市卫生局报告 1 例疑似鼠疫病例,甘肃省、酒泉市、玉门市三级专家根据该患者临床症状、流行病学史和省级专家组实验室检测结果,于 7 月 17 日确诊为肺鼠疫。该患者 7 月 13 日发现一只死旱獭,随即剁碎喂自家的狗,当晚开始发烧,15 日病情突然加重,随即被送往玉门市老市区人民医院,16 日凌晨医治无效死亡。为防止疫情扩散,密切接触患者的 151 人全部采取隔离、流行病学调查、预防性服药等措施,并在附近地区设置疫情隔离区,部分高速路段暂时封闭。

【临床表现】

潜伏期一般 2～5 日。腺鼠疫一般为 3～5 日（2～8 日）,肺鼠疫一般为 1～3 日（数小时～3 日）。曾预防接种者可延长至 9～12 日。

鼠疫在临床分四型。除轻型外,共同表现为起病急骤,畏寒,体温高达 39～41℃,皮肤黏膜出血、鼻出血、便血、血压下降和心力衰竭等。

（一）腺鼠疫

最常见，以急性淋巴结炎为特征。好发部位为腹股沟淋巴结，其次为腋下、颈部，颌下较少，多为单侧。发病时即出现局部淋巴结疼痛、肿大与变硬，1～2日后迅速加重，第2～4病日最为明显，局部红、肿、热、痛，淋巴结与周围组织粘连成团块，剧烈触痛，患者处于强迫体位。未经及时治疗者淋巴结迅速化脓、破溃，多数病例可在3～5日内死于严重毒血症与心力衰竭。重症易转为败血症型鼠疫，少数可转为肺鼠疫。

（二）肺鼠疫

最严重的一型，除严重全身毒血症症状外，尚有咳嗽、剧烈胸痛、咳大量泡沫样血痰、呼吸急促等呼吸系统症状。病初咳嗽轻微，呈稀薄痰，随后出现泡沫样血痰，痰内含大量鼠疫杆菌。患者呼吸极为困难，明显发绀，但肺部体征不多，仅局部叩诊呈浊音，听诊可闻及散在细湿啰音或胸膜摩擦音等。多在2～3日内因心力衰竭、出血、休克而危及生命。

（三）败血症鼠疫

即可原发，亦可继发于腺鼠疫或肺鼠疫。原发性败血症鼠疫是鼠疫中最凶险的一型，又称暴发型鼠疫。起病急剧，突发高热伴严重败血症症状及中枢神经系统症状，并有出血倾向。主要表现寒战、高热、谵妄或昏迷、面色苍白、呼吸急促、脉搏细弱、血压下降、极度衰竭、皮下及黏膜广泛出血，还可有鼻出血、咯血、便血等感染性休克和DIC表现。一般无淋巴结肿大。此型病死率极高。

败血症鼠疫与肺鼠疫因循环衰竭严重，皮肤发绀及皮肤广泛发生瘀斑、坏死，使患者皮肤呈紫黑色，故曾有"黑死病"之称。

（四）轻型鼠疫

又称小鼠疫，发热轻，患者可照常工作，局部淋巴结肿大，轻度压痛，偶见化脓。血培养可阳性。多见流行初、末期或预防接种者。

【实验室检查】

（一）常规检查

1. 血常规　白细胞总数明显增高，$(20～30)×10^9/L$ 以上，以中性粒细胞增多为主，红细胞、血红蛋白与血小板减少。

2. 尿常规　尿量减少。有蛋白尿及血尿。

3. 大便常规　肠鼠疫呈血性或黏液血便，培养常阳性。

（二）细菌学检查

采淋巴结穿刺液、脓、痰、血、脑脊液、死者及动物的脏器（包括骨髓）等进行细菌学检查。包括涂片，细菌培养和动物接种。

【诊断与鉴别诊断】

（一）诊断依据

1. 流行病学资料　起病前10日内曾到过鼠疫疫区或有鼠类、可疑动物或类似患者接触史。

2. 临床表现　起病急骤，有严重的全身中毒症状、急性淋巴结炎、出血倾向、肺炎、败血症等表现。

3. 实验室检查　从淋巴结穿刺液、脓液、血液等标本中检出鼠疫杆菌，血清学、分子生物学检查结果阳性均可确诊。

（二）鉴别诊断

腺鼠疫以急性淋巴结炎为特征,应与其他急性淋巴结炎、钩端螺旋体病、丝虫病等鉴别。肺鼠疫需与大叶性肺炎、肺炭疽进行鉴别。败血症鼠疫应与炭疽败血症、钩端螺旋体病、流行性出血热及其他病因所致的败血症鉴别。皮肤鼠疫应与皮肤炭疽鉴别。

【治疗】

凡确诊或疑似鼠疫患者,迅速隔离、就地治疗。

（一）一般治疗及护理

1. 严格隔离 严格执行灭蚤、防鼠措施。提倡就地治疗,以防疾病扩散。对肺鼠疫败血症患者应住单人房间隔离,严禁外人接触,患者分泌物、排泄物须随时消毒,肺鼠疫在症状消失后,每隔 3 日检痰 1 次,连续 6 次检菌阴性;败血症鼠疫在症状消失后,血培养 3 次阴性;皮肤鼠疫每隔 3 日检查痰菌 1 次,3 次检菌阴性或创面完全愈合者;方可出院。

2. 护理与饮食 消除患者紧张心理,安静卧床休息,给予流质或半流质饮食,可静脉滴注生理盐水、葡萄糖液及维生素 C 等。

（二）病原治疗

早期足量应用抗生素是降低病死率的关键。以两种抗菌药联合应用疗效更佳,疗程 7 ~ 10 日。抗菌药物以链霉素、庆大霉素、四环素、多西环素效果最佳,氯霉素、卡那霉素、环丙沙星、磺胺类、多黏菌素、氨苄西林、第三代头孢菌素也有效,但青霉素无效。

（三）局部治疗

腺鼠疫的淋巴结炎应避免挤压以防扩散。早期可热敷,已化脓时可切开引流。皮肤鼠疫的溃疡可局部注射链霉素或外敷 0.5% ~1% 链霉素软膏或 5% 磺胺软膏。眼鼠疫可用氯霉素或链霉素眼药水。

（四）对症治疗

烦躁不安或局部疼痛者用镇静止痛药物;中毒症状严重者适当用肾上腺糖皮质激素;肺鼠疫、败血症鼠疫呼吸困难者予以鼻导管吸氧;保护心肺及循环功能,及时给予强心、抗休克、抗 DIC 治疗等。

【预防】

（一）严格控制传染源

1. 灭鼠、灭蚤 监测和控制鼠间鼠疫。

2. 严格隔离患者 患者和疑似患者应分别隔离。腺鼠疫隔离至淋巴结肿完全消散后再观察 7 天。肺鼠疫隔离至痰培养 6 次阴性。接触者医学观察 9 天,曾接受预防接种者应检疫 12 天。

（二）切断传播途径

患者排泄物、分泌物应严格及时消毒,可能染菌的物品应严格消毒或彻底焚毁。患者尸体在严密包裹后焚烧。死鼠和捕杀的可疑动物亦应焚毁。

（三）保护易感者

1. 加强个人防护 医务及防疫人员必须穿五紧服,戴厚棉花纱布口罩和防护眼镜,戴橡皮手套及穿长筒胶鞋。如接触患者或死鼠后可预防性服药,口服磺胺嘧啶,亦可选用四环素等药物预防。

2. 预防接种 主要对象是疫区及其周围的人群及参加防疫、进入疫区的医务人员。

第四节 霍 乱

 病例

患者，男，38 岁，渔民，因突起无痛性腹泻 1 天入院。患者于 1 天前无任何先兆突发腹泻，每小时大便 10 余次，排泄物开始为黄色水样，后为灰白色水样，无里急后重，伴有喷射性呕吐，无明显恶心，无发热。发病后 8 小时未排小便，口干，明显乏力，无腹痛。体检：T 36.5℃，P 104 次/分，R 34 次/分，BP 76/56mmHg。精神萎靡，口唇干燥，两颊深凹，皮肤干皱，湿冷无弹性，全身浅表淋巴结未触及，巩膜无黄染，咽部检查（－）。心率 104 次/分，心音低钝，双肺检查无异常，腹部平软，肝脾肋下未触及，肠鸣音减弱，全身肌张力减低，腱反射消失。辅助检查：RBC 6.1×10^{12}/L，Hb 170g/L，WBC 15.6×10^9/L，N 0.81，L 0.19；粪便镜检 WBC 0～1/HP。

请问：1. 该患者最可能的诊断是什么？

2. 为确诊应做哪些检查？

霍乱是由霍乱弧菌所致的一种烈性肠道传染病，起病急，传播快，我国列为甲类传染病。病理特点主要为严重脱水。临床表现轻重不一，重者可有剧烈泻吐，排大量米泔样粪便、脱水、肌肉痉挛及周围循环衰竭等。热带地区全年均可发病，常引起世界大流行，我国沿海地区发病较多，以夏秋季多见。

【病原学】

霍乱弧菌为短小弯曲的小杆菌，革兰染色阴性，无芽胞，无荚膜，一般长 15～3.0μm，宽 0.3～0.4μm，菌体末端有鞭毛，运动极为活泼，在暗视野显微镜下呈流星样运动，粪涂片呈鱼群排列。在碱性（pH 8.0～9.0）蛋白胨培养基上易于生长。根据菌体抗原性不同分为 O1 群、非典型 O1 群、非 O1 群，O1 群分为古典生物型和埃尔托生物型两个生物型，还可分为三个血清型即稻叶型、小川型、彦岛型。1992 年新发现一种非 O1 群弧菌，命名为 O139 群。产生的外毒素为致病的主要因素。

霍乱弧菌在外环境中存活很有限。对热干燥、直射阳光和一般消毒剂都很敏感，对酸的抵抗力特别低。加热 55℃ 15 分钟或日光下暴晒 1～2 小时即死亡，2% 含氯石灰、0.25% 过氧乙酸溶液数分钟便可将其杀灭。

 知识拓展

霍乱 7 次大流行：1～6 次（1817—1923 年）为 O1 群霍乱弧菌古典生物型引起，起源于印度。第 7 次（1961 年至今）为 O1 群霍乱弧菌埃尔托生物型引起。自 1961 年起向亚洲及世界各国扩散。1991 年在南美洲等地发生第 7 次世界性大流行，至今仍未熄灭。1992 年 10 月，在印度孟加拉等地发生由非 O1 群霍乱弧菌引起的典型霍乱样疾病的流行，该菌被命名为 O139，并很快波及印度次大陆及世界其他一些国家。

过去人们把古生物型引起的称为霍乱，把埃尔托生物型引起的称为副霍乱。1962 年世界卫生大会决定将副霍乱列入《国际卫生条例》检疫传染病"霍乱"项内，并与霍乱同样处理。

【流行病学】

（一）传染源

患者和带菌者是霍乱的主要传染源，其中隐性感染者和轻型患者是更为重要的传染源。

（二）传播途径

霍乱弧菌经污染水和食物传播，主要通过水产品传播，常先发生于沿海港口、江河沿岸及水网地区，再经水路交通线传播，发病率很高，常呈暴发流行。

（三）易感人群

人群普遍易感。新疫区成人发病多，而老区儿童发病率高。病后可获得一定程度的免疫力。

【临床表现】

潜伏期一般为1～3日，短者数小时，长者可达7日，古典生物型与O139型霍乱弧菌引起的霍乱，症状较重；埃尔托型霍乱弧菌所引起的症状较轻，无症状的病原携带者较多。临床经过分为三期：

（一）泻吐期

多数病人突然发生剧烈腹泻，继之呕吐，少数先吐后泻。腹泻多无腹痛，亦无里急后重，每日十余次至数十次，甚至大便从肛门直流而出，难以计数。大便初为黄色稀便，迅速变为"米泔水"样，少数重症患者可有洗肉水样便。呕吐一般为喷射性、连续性，呕吐物初为胃内食物残渣，既之呈"米泔水"样或清水样。一般无发热，或仅低热。O139血清型霍乱的主要临床特点为发热、腹痛，且可并发肠道外感染，如菌血症等。此期持续数小时，多不超过2天。

（二）脱水期

由于持续剧烈泻吐，患者迅速出现脱水和循环衰竭。临床表现由轻至重可出现皮肤干燥、眼窝凹陷、烦躁不安、声音嘶哑、神志不清、呼吸增快、脉搏细速、血压下降及尿量减少、心音微弱，手指干瘪、舟状腹等。当大量钠盐丢失，可引起肌肉痛性痉挛，以腓肠肌，腹直肌最为突出。钾盐大量丧失主要表现为肌张力减退，腹胀，肠鸣音减弱，心律失常等。此期一般为数小时至2～3日。

（三）恢复期

脱水纠正后病情好转，症状逐渐消失，体温、脉搏、血压恢复正常。尿量增多，体力恢复，病程3～7天。约1/3的患者又出现发热反应，体温波动于38～39℃，以儿童多见，持续1～3天后自行消退。

临床上按失水程度、血压、脉搏及尿量等情况，将霍乱分为轻、中、重型及暴发型四型。暴发型起病急，以休克为首发症状泻吐不明显，又称干性霍乱。急性肾功能衰竭，低钾综合征和酸中毒为严重并发症。

【实验室检查】

（一）血常规

严重失水导致血液浓缩，红细胞及血红蛋白升高，白细胞数可达（10～30）×10⁹/L以上，分类计数中性粒细胞及单核细胞增多。血清钠、钾降低，并肾衰者尿素氮、肌酐均增高，二氧化碳结合力降低。

（二）尿常规

可见少量蛋白，镜检有少量红细胞、白细胞及管型。

（三）病原学检查

涂片染色镜检可见革兰阴性弧菌,呈鱼群状排列。培养和分离大便接种于碱性蛋白胨水中增菌培养基,进行血清学鉴定与分型。

（四）血清学检查

抗菌抗体病后5日即可出现,2周达高峰,故病后2周血清抗体滴度1:100或双份血清抗体增长4倍以上有诊断价值。

【诊断与鉴别诊断】

（一）诊断依据

在霍乱流行季节、流行地区,任何有腹泻、呕吐的患者,均应考虑霍乱的可能。

1. **确断标准** 具有下列三项之一者,即可诊断为霍乱:①凡有腹泻、呕吐症状,粪便培养有霍乱弧菌生长者;②流行期间疫区内,凡有典型霍乱症状,虽粪便培养无霍乱弧菌生长,但无其他原因可查者;如有条件可做双份血清凝集素试验,若抗体效价呈4倍或4倍以上升高者;③在流行病学调查中,首次粪便培养阳性前后各5日内,有腹泻症状者及接触史,可诊断为轻型霍乱。

2. **疑似诊断** 符合下列两项中之一者,可诊断为疑似霍乱:①有典型症状,但病原学检查尚未肯定前;②霍乱流行期间有明显接触史,而且出现泻吐症状,但不能用其他原因解释者。凡疑似病例均应填写疑似病例报告、隔离及消毒,并每日做粪便培养,如连续三次阴性,且血清学检查两次阴性,可否定诊断并作更正报告。

（二）鉴别诊断

应与食物中毒性肠炎、急性食物中毒性肠炎、病毒性肠炎、大肠杆菌性肠炎等相鉴别。

【治疗】

（一）严格隔离

患者应按甲类传染病严格隔离,且及时上报疫情。确诊患者与疑似病例应分别隔离,患者的排泄物应彻底消毒。患者隔离至症状消失后6日,隔日粪便培养1次,连续3次阴性方可解除隔离。慢性带菌者粪便培养连续7日阴性,胆汁培养每周1次,连续2次阴性者可解除隔离。

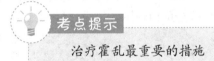

考点提示

治疗霍乱最重要的措施

（二）补液疗法

合理补液是治疗本病的关键,早期,快速,足量,先盐后糖,先快后慢,纠酸补碱,见尿补钾。

(1)静脉补液的种类:有541液(每升含氯化钠5g、碳酸氢钠4g、氯化钾1g、另加50%葡萄糖20ml),若有休克,则先用生理盐水或2:1溶液扩容,血压回升后改用541溶液。

(2)输入液量速度:轻度失水不必静脉补液,以口服补液为主。如有呕吐不能口服者可给予静脉补液,24小时补液量及速度为:轻型3000～4000ml,(儿童120～150ml/kg)起初1～2小时宜快速静滴,每分钟5～10ml;中型4000～8000ml(儿童150～200ml/kg)起初1～2小时宜快速静滴,血压正常后滴速每分钟5～10ml;重型8000～12000ml(儿童200～250ml/kg),建立两条静脉通道,先按每分钟40～80ml输液,30分钟后改为每分钟20～30ml,直至休克纠正后逐渐减慢速度。

(3)补钾及纠正酸中毒:所有腹泻未止者即应补钾,在补钾过程中,氯化钾浓度一般不宜超过0.3%,轻度低钾者可口服补钾。酸中毒者应用5%碳酸氢钠酌情纠正。

（三）病原治疗

及早应用抗菌药物,清除病原菌。常用药物有多西环素,成人200mg,每日2次,小儿6mg/(kg·d),分2次口服。环丙沙星0.25～0.5g,每日2次。诺氟沙星0.2～0.4g,每日3次。复方磺胺甲噁唑(SMZ-TMP),成人每次2片,每日2次;小儿30mg/kg,分2次口服。可选择上述一种药物连服3日。

（四）对症治疗

重症患者经补足液体后,血压仍低者可加用糖皮质激素及血管活性物质等。出现顽固性休克,急性肺水肿及心力衰竭者应暂停输液,给予镇静剂、利尿剂、强心剂等。在补液过程中如出现低钾综合征,轻者口服氯化钾,严重者静脉滴注氯化钾。急性肾功能衰竭严重氮质血症者可进行透析治疗。

【预防】

（一）控制传染源

按《中华人民共和国传染病防治法》有关甲类传染病的规定,建立健全腹泻病门诊,发现病人立即隔离治疗。对接触者应严密检疫5日,留取粪便培养并服药预防,如多西环素200mg,顿服,次日100mg,连服2日,或诺氟沙星200mg,每日3次,连续2日。

（二）切断传播途径

定期对水体、水产品、饮水及外环境做好监测工作。改善环境卫生,加强饮用水消毒和食品的管理,不饮生水,不吃生冷变质食品。积极杀蛆灭蝇,对患者或带菌者的粪便与排泄物均应严格消毒。

（三）保护易感人群

应用霍乱菌苗进行预防接种,提高人群免疫力。对疫点居民服用氧氟沙星,复方磺胺甲基异噁唑有预防作用。

（帕 丽）

第五节 流行性脑脊髓膜炎

病例

　　张某,男,11岁,学生,因突发发热、头痛、呕吐2天,于2014年3月12日下午入院。2天前出现畏寒发热,T 39℃,头痛,呕吐3次,为胃内潴留物。次日症状加重,头痛剧烈,呕吐频繁,查体T 39.5℃,P 112次/分,R 30次/分,BP 80/50mmHg,神志清醒,胸腹四肢均有出血点,按压不褪色,颈有抵抗感,心肺未发现病征,腹部平软,肝脾未扪及,克氏征、布氏征(+)。血象:WBC 18.4×10⁹/L,N 0.86,L 0.14,Hb 120g/L,PLT 150×10⁹/L,大小便常规检查无异常。

　　请问:1. 本例最有可能的诊断是什么?
　　　　　2. 对本病最有诊断价值的检查是什么?

流行性脑脊髓膜炎简称为流脑,是由脑膜炎奈瑟菌引起的急性化脓性脑膜炎。其主要临床表现为突发高热、剧烈头痛、频繁呕吐、皮肤黏膜瘀点、瘀斑及脑膜刺激征阳性,脑脊液呈化脓性改变,严重者可有败血症休克和脑实质损害,常可危及生命。部分病人暴发起病,可迅速致死。本病好发于冬春季,儿童多见,流行强度呈散发。

【病原学】

脑膜炎奈瑟菌(又称脑膜炎球菌)属奈瑟氏菌属。革兰染色为阴性,双球菌。该菌为专性需氧菌,营养要求高,抵抗力弱。含自溶酶,在体外自溶而死亡(标本采集应注意保温并快速送检),裂解可释放内毒素。对寒冷(低于35℃)、干燥、热(50℃)、光、紫外线及一般消毒剂极为敏感,均可致该菌死亡。

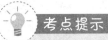

考点提示

目前国内流脑流行的主要菌群是

根据本菌表面特异性荚膜多糖抗原之不同分为 A、B、C、D、X、Y、Z、29E、W135、H、I、K、L 等 13 个亚群(90%以上为 A、B、C 3 个亚群)。我国以 A 群为主,B 群占少数,带菌者以 B、C 群多见。人是该细菌唯一的天然宿主。

【流行病学】

(一)传染源

带菌者和患者是本病的传染源。本病隐性感染率高,带菌者作为传染源有重要意义。患者从潜伏期开始至发病后 10 天内具有传染性。

考点提示

流脑的传染源是什么,通过那种途径传播

(二)传播途径

病原菌主要经咳嗽、打喷嚏借飞沫由呼吸道直接传播。密切接触如亲吻、同睡、怀抱喂乳等对 2 岁以下婴幼儿的传播有重要意义。

(三)人群易感性

人群普遍易感。人群感染性与体内抗体水平关系密切,5 岁以下儿童尤其是 6 个月至 2 岁的婴幼儿体内抗体水平低,发生率最高。以后因隐性感染而逐渐获得主动免疫,故人感染后产生免疫力较为持久;各群间虽有交叉免疫,但不持久。

(四)流行特征

本病流行强度可呈散发、流行、大流行而遍布全球,有明显的季节性,在冬春季节会出现发病高峰,但全年均可有病例散发。流行菌株以 A 群为主,近些年 B 群和 C 群有增多的趋势,尤其是在个别省份先后发生了 C 群引起的局部流行。

【发病机制与病理解剖】

(一)发病机制

病原菌自鼻咽部侵入人体,不同菌株的侵袭力不同。人体免疫力低下或细菌毒力较强时,病原菌由鼻咽部进入人体血液循环,形成短暂菌血症,仅少数发展为败血症,细菌通过血-脑屏障侵犯脑脊髓膜而形成化脓性脑膜炎;暴发型流脑主要是脑膜炎球菌释放的内毒素所致全身微循环障碍。脑膜炎球菌内毒素较其他内毒素更易激活凝血系统,因此在休克早期便出现 DIC,及继发性纤溶亢进,进一步加重微循环障碍、出血和休克,最终造成多器官功能衰竭,而脑膜炎症状不明显。暴发型脑膜炎型则是脑部微循环障碍,细菌侵犯脑膜,进入脑脊液,释放内毒素等导致脑血管痉挛、缺氧及酸中毒,脑水肿致颅内压升高,出现惊厥、昏迷等症,严重时形成脑疝及呼吸衰竭,可迅速致死。

(二)病理变化

败血症期:主要病变是血管内皮损害,血管壁炎症、坏死和血栓形成,血管周围出血。皮肤黏膜和浆膜有局部性出血,肺、心、胃肠道及肾上腺皮质亦可有广泛出血。也常见心肌炎和肺水肿。

脑膜脑炎期:主要病变部位在软脑膜和蛛网膜,早期表现为充血、浆液性渗出和局灶性出血点;后期大量纤维蛋白、中性粒细胞及血浆外渗,引起脑脊液混浊。颅底部由于化脓性炎症的直接侵袭和炎症后粘连引起脑神经损害。暴发型脑膜脑炎病变主要在脑实质,以脑组织病变为主,引起脑组织坏死、充血、出血及水肿,颅内压升高,严重者因脑疝而死亡。

【临床表现】

潜伏期一般为 1~7 天,平均潜伏期 2~3 天。按病情可分为普通型、暴发型、轻型、慢性败血症型四型:

（一）普通型

此型最常见,约占发病者的 90%。按病程发展分四期:

1. 前驱期(上呼吸道感染期)　主要表现为上呼吸道感染症状,如低热、鼻塞、咽痛、咳嗽等,持续 1~2 天,但因发病急,进展快,易被忽视。此期传染性强,鼻咽拭子培养可发现脑膜炎球菌。

2. 败血症期　多数起病后突然出现寒战、高热、体温迅速高达 40℃ 以上,伴明显的全身中毒症状,头痛及全身痛,精神极度萎靡。幼儿常表现啼哭吵闹、拒食、烦躁不安、皮肤过敏和惊厥。70% 以上皮肤黏膜出现瘀点、瘀斑,直径 1mm~1cm,初呈鲜红色,迅速增多、扩大,因血栓形成而出现紫黑色坏死或大疱,常见于四肢、软腭,眼结膜及臀等部位。本期持续 1~2 天后发展至脑膜脑炎期。

3. 脑膜脑炎期　为期 2~5 天,除败血症期高热及中毒症状外,同时伴有剧烈头痛、喷射状呕吐、烦躁不安,以及颈项强直等脑膜刺激征,重者出现谵妄、抽搐、意识障碍、血压升高而脉率减慢。有些婴儿脑膜刺激征不典型,前囟未闭者可隆起,有助于诊断,应注意因呕吐、失水等仅出现前囟下陷,造成诊断困难。末期经合理治疗通常在 2~5 天内进入恢复期。

4. 恢复期　经治疗体温逐渐下降至正常,意识及精神状态逐渐好转,皮肤瘀点、瘀斑停止发展并逐渐吸收或结痂愈合,神经系统检查均恢复正常。约 10% 的患者可出现口唇、口周疱疹,患者一般在 1~3 周内痊愈。

（二）暴发型

少数患者起病更急剧,病情凶险、病势严重、进展迅速,如不及时抢救可于 24 小时内危及生命,病死率高。多见于儿童。据临床特点分为以下三种类型:

1. 休克型　严重中毒症状,急起寒战、高热、严重者体温不升,伴头痛、呕吐,短时间内出现瘀点、瘀斑,且迅速扩大融合成片伴中央坏死。循环衰竭是本型的主要特征,表现为面色苍白、唇周与肢端发绀、皮肤花斑、四肢厥冷、血压下降或测不出、脉搏细速、呼吸急促。大多数脑膜刺激征缺如。若不及时抢救,病情可迅速恶化,周围循环衰竭症状加重,血压显著下降,尿量减少,昏迷。

2. 脑膜脑炎型　主要表现为脑膜及脑实质损伤,常于 1~2 天内出现严重的神经系统症状,患者高热伴惊厥、头痛、呕吐,深度意识障碍,迅速出现昏迷。颅内压增高,锥体束征阳性,严重者可发生脑疝,常见枕骨大孔疝,个别出现天幕裂孔疝。

3. 混合型　上述两型临床表现均有,可先后或同时出现,是本病最严重的一型,病死率高。

（三）轻型

多见于流脑流行后期,少数患者仅出现黏膜出血点,无其他症状。临床表现为低热,轻微头痛及咽痛等上呼吸道症状,皮肤出血点少。脑脊液多无明显变化,咽拭子培养可有脑膜炎奈瑟菌生长。此型多见于儿童及青少年。

（四）慢性败血症型

少见,成人患者较多,病程可迁延数周甚至数月。常表现为间歇性发冷、发热,每次发热持续约12小时后缓解,再次发作相隔1~4天左右。发作后常成批出现皮疹或瘀点。常伴关节痛、少数脾大、血液白细胞增多,血液培养能找到病原菌。

【实验室检查】

（一）血象

WBC 总数在$(10 \sim 20) \times 10^9 /L$左右,中性粒细胞在80%以上。有 DIC 者血小板减少。

（二）脑脊液检查

诊断的重要依据。病初或休克型病人,脑脊液改变不明显,应复查。典型的脑膜炎期,颅内压增高,脑脊液外观呈混浊,米汤样或脓样;白细胞数明显增高至$1 \times 10^9 /L$以上,以中性粒细胞为主;糖和氯化物明显降低,蛋白含量升高,脑脊液中可查到脑膜炎球菌。颅内高压者,要慎重行腰穿术,以免形成脑疝,可先静脉快速滴入甘露醇降压后再行腰穿术,缓慢放出少量脑脊液即可。穿刺后嘱咐患者静卧、平躺,以免形成脑疝。

（三）细菌学检查

是确诊的重要手段。

1. 涂片 针刺皮肤瘀点处,挤出少许血液或组织液,阳性率可达70%~80%;离心沉淀后的脑脊液做涂片染色,阳性率约60%~70%。瘀点涂片简便可操作性强,应用抗生素早期亦可获得阳性结果,有早期诊断的重要价值。

2. 细菌培养 应用抗生素前取瘀斑组织液、血或脑脊液进行细菌培养。脑膜炎球菌抵抗力差、易自溶,故标本要及时送检、保暖、接种,最好床边进行。有脑膜炎奈瑟菌生长时,应做药物敏感性试验。

【并发症及后遗症】

及早诊断和抗菌药物治疗,并发症和后遗症都少见。并发症有中耳炎、化脓性关节炎、脓胸、心内膜炎、心包炎、肺炎;后遗症有脑积水、硬脑膜下积液、耳聋、失明及肢体瘫痪、精神障碍等。

【诊断】

（一）疑似病例

1. 流行病史 冬春季节发病(2~4月为流行高峰),1周内有流脑患者密切接触史,或当地有本病发生或流行;既往没有接种过流脑菌苗。

2. 临床表现及脑脊液检查 符合化脓性脑膜炎表现。

考点提示

确诊流脑最重要的依据是什么

（二）临床诊断病例

1. 有流脑流行病学史。

2. 临床表现及脑脊液检查 符合化脓性脑膜炎表现,伴有皮肤黏膜瘀点、瘀斑。或虽无化脓性脑膜炎表现,但在感染中毒性休克表现的同时伴有迅速增多的皮肤黏膜瘀点、瘀斑。

（三）确诊病例

在临床诊断病例的基础上,加上细菌学或流脑特异性血清免疫学检查阳性。

【鉴别诊断】

国内流行病学资料表明:流脑误诊为其他疾病的,排在前 3 位分别为上呼吸道感染、其他原因的败血症、各种原因的紫癜。其他疾病误诊为流脑的,排在前 3 位分别为:其他细菌所致的化脓性脑膜炎、结核性脑膜炎、脑脓肿。还应与流行性乙型脑炎和其他病毒性脑膜炎和脑炎鉴别。

（一）其他细菌引起的化脓性脑膜炎

①肺炎链球菌感染多见于成年人,大多继发于肺炎、中耳炎和颅脑外伤;②流感嗜血杆菌感染多见于婴幼儿;③金黄色葡萄球菌引起的多继发于皮肤感染;④铜绿假单胞菌脑膜炎常继发于腰穿、麻醉、造影或手术后;⑤革兰阴性杆菌感染易发生于颅脑手术后。上述细菌感染均无明显季节性,流行强度以散发为主,无皮肤瘀点、瘀斑。细菌学与免疫学检查是确诊手段。

（二）结核性脑膜炎

多有结核病史或密切接触史,起病缓慢,病程较长,有低热、盗汗、消瘦等症状,神经系统表现出现晚,无瘀点、瘀斑,脑脊液以单核细胞为主,蛋白质增加,糖和氯化物减少;脑脊液涂片可检查出结核杆菌。

（三）流行性乙型脑炎

简称乙脑,由乙型脑炎病毒引起,人兽共患中枢神经系统传染病,家畜家禽为传染源,传播途径主要是蚊虫叮咬传播,易感人群是 10 岁以下儿童,以 2 ~ 6 岁儿童高发,严格季节性流行,夏秋季多发,80% ~ 90% 集中在 7、8、9 月份,临床表现为起病急、高热、头痛、嗜睡、呕吐等。脑脊液无色透明,颅内压轻微增高,WBC 计数轻度增加,$500 \times 10^6/L$ 以下,糖及氯化物基本正常,培养无细菌生长。

【治疗】

（一）普通型

1. 病原治疗　一旦高度怀疑流脑,应在 30 分钟内给予抗菌治疗。尽早、足量应用细菌敏感并能透过血-脑屏障的抗菌药物。常选用以下抗菌药物。

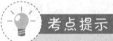

考点提示

流脑的最佳治疗措施是什么

1)青霉素:脑膜炎球菌对青霉素为高度敏感的杀菌药物,虽然青霉素不易透过血-脑屏障,即使在脑膜炎时也仅 10% ~ 30% 药物透过,但加大剂量能在脑脊液中达到治疗有效浓度。成人剂量800 万 U,每 8 小时一次。儿童20 万 ~ 40 万 U/kg,分 3 次加入 5% 葡萄糖液中静脉滴注,疗程5 ~ 7 天。

2)头孢菌素:第三代头孢菌素对脑膜炎球菌抗菌活性强,易透过血-脑屏障,且毒性低,在脑脊液中浓度高,主要用于对青霉素耐药菌株治疗及不能使用青霉素或氯霉素时。头孢噻肟成人 2 ~ 4g,儿童 50mg/kg。分 2 ~ 4 次肌内注射或静脉滴注;头孢曲松成人每次 0.5 ~ 2g,儿童 50 ~ 100mg/kg,每 12 小时静脉滴注 1 次。疗程 7 天。

3)氯霉素:脑膜炎球菌对氯霉素很敏感,较易透过血-脑屏障,脑脊液浓度为血浓度的30% ~ 50%,除对脑膜炎球菌有良好的抗菌活性外,对肺炎球菌和流感杆菌也敏感,但需警惕其对骨髓造血功能的抑制,故用于不能使用青霉素患者。剂量:成人每天 2 ~ 4g,儿童50mg/kg,根据病情可口服、肌注或静脉注射,疗程5 ~ 7 天。

2. 一般治疗与对症治疗　应早诊断,早就地住院隔离治疗,密切监护,是本病治疗的基础。加强护理,预防并发症。保证足够液体量、热量及电解质。高热时可用物理降温和药物降温;脑水肿、颅内高压时给予20%甘露醇1~2g/kg,快速静脉滴注,间隔4~6小时一次,根据病情可重复使用,应用过程中应注意对肾脏的损害。

（二）暴发型流脑的治疗

1. **休克型治疗**

1）尽早应用抗菌药物:可联合用药,迅速控制败血症。用法用量同前。

2）抗休克治疗:①扩充血容量及纠正酸中毒治疗:休克伴酸中毒合并高热更为严重。酸中毒会加重血管内皮细胞损伤,使心肌收缩力减弱及毛细血管扩张,导致休克不易纠正。最初1小时内成年人1000ml,儿童10~20ml/kg,快速静脉滴注。输注液体为5%碳酸氢钠液5ml/kg和低分子右旋糖酐液。然后根据血气分析再酌情补充晶体液和胶体液。原则为"先盐后糖、先快后慢"。②血管活性药物应用:在扩充血容量和纠正酸中毒基础上,使用血管活性药物。常用药物为莨菪类,首选副作用较小的山莨菪碱(654-2),每次0.3~0.5mg/kg,重者可用1mg/kg,每10~15分钟静注1次,见面色转红,四肢温暖,血压上升后减少剂量,延长给药时间而逐渐停药。阿托品可替代山莨菪碱,也可酌情使用多巴胺或酚妥拉明等。

3）DIC的治疗:休克及出血与血栓形成有关。怀疑有DIC宜尽早应用肝素,剂量为0.5~1.0mg/kg,加入葡萄糖液静滴,4~6小时重复一次,见效后停用。高凝状态纠正后,应输入新鲜血液、血浆及应用维生素K,以补充被消耗的凝血因子。

4）肾上腺皮质激素的使用:适应证为毒血症症状明显的病人。可减轻毒血症和稳定溶酶体膜,还有解痉、增强心肌收缩力,抑制血小板凝集等作用,对纠正休克也有帮助。

2. **脑膜脑炎型的治疗**

1）抗生素的应用:同休克型治疗。

2）防治脑水肿、脑疝:治疗关键是及早发现脑水肿,积极脱水治疗,预防发生脑疝。可用甘露醇治疗,剂量同前,但要注意补充钾盐及电解质,此外还可使用白蛋白,肾上腺皮质激素等药物治疗。

3）呼吸衰竭的处理:在积极治疗脑水肿的同时,保持呼吸道通畅,给氧,出现呼吸暂停时气管插管并进行人工呼吸或使用呼吸机辅助呼吸。

（三）混合型的治疗

此型病人病情复杂严重,针对具体病情,在积极抗感染治疗的同时,应积极治疗休克,治疗脑水肿。

【预防措施】

（一）隔离传染源

做到"早发现、早诊断、早报告、早隔离、早治疗",隔离至患者症状消失后3天,一般不少于病后7天。密切观察接触者,应医学观察7天。

（二）切断传播途径

搞好环境卫生和个人卫生,保持室内空气流通。流行期间加强卫生宣教,儿童避免到公共场所,少走亲访友,外出应戴上口罩。

（三）保护易感人群

15岁以下儿童为疫苗预防接种主要对象,我国多使用A群荚膜多糖菌苗,保护率可达90%以上,副作用少。新兵入伍及免疫缺陷者均应注射。近年由于C群流行,我国已开始接种 A + C 结合菌苗。

 本章小结

　　本章主要是伤寒、细菌性痢疾、鼠疫、霍乱和流行性脑脊髓膜炎。伤寒是由伤寒杆菌引起的消化道急性传染病,多发生于夏秋季。临床特点为持续发热,全身中毒症状,相对缓脉,肝脾大,玫瑰疹及白细胞减少,早期取血液骨髓作病原学检查找到致病菌为主要确诊依据,肥达试验阳性有助诊断,肠出血、肠穿孔为常见的严重并发症,主要采取喹诺酮类药物和对症支持疗法治疗,预防重点是慢性带菌者。细菌性痢疾主要表现为腹痛、腹泻,里急后重和黏液脓血便,可伴发热和全身中毒症状。采集粪便作病原学检查找到痢疾杆菌为主要确诊依据。治疗以选用有效抗菌药物及对症支持疗法为主。中毒性菌痢采取降温、抗感染、抗休克及预防脑水肿和呼吸衰竭。预防细菌性痢疾应采取以切断传播途径为主导的综合性措施。鼠疫、霍乱在我国列为甲类传染病。鼠疫主要表现为发热、严重的毒血症症状、淋巴结肿大和出血倾向。从淋巴结穿刺液、脓液、血液等标本中检出鼠疫杆菌是确诊的重要依据。治疗关键早期、足量、联合应用抗菌药物。鼠疫一旦发生危害甚大,必须坚持监测疫情,采取以灭鼠灭蚤预防接种为主的综合性预防性措施。霍乱是由霍乱弧菌所致的一种烈性肠道传染病,起病急,传播快,临床表现轻重不一,重者可有剧烈泻吐,排大量米泔水样粪便、脱水、肌肉痉挛及周围循环衰竭等。治疗关键在严格隔离,及时补液,辅以抗菌及对症处理。预防措施以控制传染源和切断传播途径为主。流行性脑脊髓膜炎是以带菌者和流脑病人为主要传染源、由呼吸道直接传播、人群普遍易感的一类传染病。主要表现为突发高热、剧烈头疼、频繁呕吐、皮肤黏膜瘀点、瘀斑及脑膜刺激征,严重者可有败血症、休克和脑实质损害,常可危及生命。诊断依据主要是流脑流行病学史、临床表现及脑脊液检查。治疗主要遵循尽早、足量应用细菌敏感并能透过血-脑屏障的抗菌药物;迅速纠正休克、防治脑水肿等。以隔离传染源、切断传播途径、保护易感人群为主要预防措施。

(赵继续)

 目标测试

A1 型题

1. 伤寒并发症中最严重的是
   A. 肠出血　　　　　　　　B. 溶血尿毒综合征　　　　　C. 中毒性肝炎
   D. 肠穿孔　　　　　　　　E. 中毒性心肌炎

2. 引起伤寒不断流行、传播的主要传染源为
   A. 慢性带菌者　　　　　　B. 暴发型伤寒患者　　　　　C. 普通型伤寒患者
   D. 伤寒恢复期　　　　　　E. 伤寒患者的潜伏期

3. 下列为伤寒初期的确诊依据的是
   A. 血培养伤寒杆菌阳性　　　　　　B. 尿培养伤寒杆菌阳性
   C. 胆汁培养伤寒杆菌阳性　　　　　D. 肥达反应阳性
   E. 粪培养伤寒杆菌阳性

4 在菌痢流行期间,重要的传染源是

    A. 急性期患者　　　　　B. 慢性患者和带菌者　　　　C. 重症患者

    D. 急性恢复期患者　　　E. 轻症患者

5. 中毒性菌痢常见的临床表现是

    A. 惊厥　　　　　　　　B. 严重脓血症　　　　　　　C. 高热

    D. 感染性休克　　　　　E. 吐泻不止

6. 细菌性痢疾病变好发部位是

    A. 十二指肠直肠　　　　B. 空肠　　　　　　　　　　C. 回肠

    D. 乙状结肠　　　　　　E. 以上都不是

7. 霍乱发病时首先出现的症状为

    A. 呕吐　　　　　　　　B. 腹痛　　　　　　　　　　C. 发热

    D. 肌肉痉挛　　　　　　E. 腹泻

8. 治疗霍乱最重要的措施是

    A. 补充液体和电解质　　　　　　B. 使用抑制肠黏膜分泌药物

    C. 使用肾上腺糖皮质激素　　　　D. 抗菌治疗

    E. 使用血管活性药物

9. 霍乱患者出现"米泔水样便"主要是由于

    A. 肠液中黏液过多,胆汁过少　　　B. 大便含有大量红细胞

    C. 缺乏胃酸,消化不良　　　　　　D. 大便含大量黏膜组织

    E. 大便含有大量脓细胞

10. 鼠疫分型中,病死率极高、最严重的临床类型是

    A. 肺鼠疫　　　　　　　B. 腺鼠疫　　　　　　　　　C. 败血症型鼠疫

    D. 肠鼠疫　　　　　　　E. 皮肤鼠疫

11. 下述哪点不符合流脑皮疹的特点

    A. 出血性皮疹,为瘀点或瘀斑　　　B. 皮疹分布全身皮肤及黏膜

    C. 大片瘀斑中央可呈紫黑色坏死　　D. 在恢复期患者可出现口唇疱疹

    E. 瘀斑、瘀点是诊断流脑的必备体征

12. 确诊流脑最重要的依据是

    A. 突起高热,中毒症状,血 WBC 升高　　B. 剧烈头痛,频繁呕吐,神志变化

    C. 皮肤黏膜出血点,脑膜刺激征　　　　D. 脑脊液压力升高及化脓性改变

    E. 血及脑脊液细菌学检查阳性

13. 关于流脑的实验室检查,下列选项中错误的是

    A. 血液白细胞计数及中性粒细胞升高

    B. 鲎实验阴性有助于流脑诊断

    C. 细菌学检查是确诊的重要方法

    D. 血清免疫学检测可协助诊断

    E. 脑脊液检查是明确诊断的重要方法

  14. 暴发休克型流脑患者,瘀斑迅速扩大,并融合成片,对于此类患者的治疗,下列最具有针对性的措施是

    A. 迅速扩充血容量　　　　　　　　B. 纠正酸中毒

C. 血管活性药物　　　　　　　　　D. 肝素抗凝治疗

E. 输入新鲜血

15. 造成流脑周期性流行的主要因素是

A. 细菌毒力增强　　　　　　　　　B. 菌群变迁规律的改变

C. 人群带菌率增高　　　　　　　　D. 人群免疫力下降

E. 普遍进行预防接种

A2 型题

16. 患者,女性,28 岁。发热 7 日,伴有食欲减退、腹胀,患者发病前有涉水史。体格检查:体温 40℃,脉搏 80 次/分,脾肋下 2cm,外周血白细胞 3.5×10^9/L,中性粒细胞 52%,淋巴细胞 48%,下列选项中哪种诊断可能性大

A. 阿米巴病　　　　　B. 血吸虫病　　　　　　C. 斑疹伤寒

D. 钩端螺旋体病　　　E. 伤寒

17. 患儿,男性,4 岁。因高热、抽搐 4 小时于 2008 年 8 月 15 日入院。询问病史,其母述说前一日曾进食未洗水果。体格检查:体温 39.6℃,意识不清、面色苍白、四肢湿冷、脉细速。外周血白细胞总数 18×10^9/L,中性粒细胞 90%。该患儿的诊断应首先考虑

A. 中毒性菌痢　　　　B. 败血症　　　　　　　C. 脑型疟疾

D. 乙型脑炎　　　　　E. 暴发型流脑

18. 患者,男性,27 岁。突然起病,表现为无痛性腹泻 1 日,大便 20 余次,开始为稀便,后转为水样便,无里急后重,伴有恶心,无呕吐,无发热。体格检查:体温 36.8℃,轻度脱水貌,血压正常,外周血白细胞 12.5×10^9/L,中性粒细胞 85%,淋巴细胞 15%,患者首先应考虑为

A. 急性菌痢　　　　　B. 急性阿米巴痢疾　　　C. 食物中毒

D. 霍乱　　　　　　　E. 副伤寒病

A3/A4 型题

(19~21 题共用题干)

患者,女性,34 岁,农民。因发热,伴腹胀、乏力于 2007 年 7 月 20 日来诊。体格检查:体温 39.4℃,肝脏无肿大,脾肋下可及。血白细胞 3.6×10^9/L,中性粒细胞 60%,杆状细胞 1%,淋巴细胞 39%。

19. 患者最可能的诊断是

A. 结核　　　　　　　B. 系统性红斑狼疮　　　C. 伤寒

D. 布氏杆菌病　　　　E. 败血症

20. 要确诊,需做下列哪项检查

A. 胸片　　　　　　　B. 肥达反应　　　　　　C. PPD 试验

D. 血培养　　　　　　E. 大便培养

21. 对患者进行治疗,首选的抗生素为

A. 第三代头孢菌素　　B. 氨苄西林　　　　　　C. 利福平

D. 氯霉素　　　　　　E. 喹诺酮类

(22~23 题共用题干)

患者,女性,14 岁。发热,腹痛、腹泻,食欲下降,排黏液脓血便,尿少色黄,伴里急后重、精神疲倦 3 日。体格检查:心肺检查(-),肝、脾肋下未触及,脐周压痛,肠鸣音亢进,粪便镜

检发现每个高倍视野有白细胞 11～15 个。

22. 患者的诊断首先应考虑
    A. 细菌性食物中毒　　B. 霍乱　　　　　　　　C. 急性阿米巴痢疾
    D. 急性细菌性痢疾　　E. 急性血吸虫病

23. 为明确诊断应进一步做下列哪些检查
    A. 血培养细菌　　　　　　　　　B. 血吸虫毛蚴孵化
    C. 粪便镜检找阿米巴　　　　　　D. 粪便培养霍乱弧菌
    E. 粪便培养致病菌

（24～25 题共用题干）

患者，男性，40 岁。突起腹泻 6 个小时，大便 20 余次，无黏液脓血，为水样便，无发热、呕吐、腹痛等。体格检查：血压 78/56mmHg，脉搏 110 次/分，呼吸 24 次/分，烦躁不安，意识模糊，皮肤干皱，眼窝凹陷。心肺检查（－），呈舟状腹，无压痛、反跳痛，肝、脾肋下未触及。血常规：血红蛋白 150g/L，中性粒细胞 75%，淋巴细胞 25%。

24. 患者最可能的诊断为
    A. 细菌性食物中毒　　　　　　　B. 肠阿米巴病
    C. 急性胃肠炎　　　　　　　　　D. 急性细菌性痢疾
    E. 霍乱

25. 下列哪项检查对本例的诊断最有帮助？
    A. 大便培养　　　　　　B. 血培养　　　　　　C. 血清学检查
    D. 大便常规　　　　　　E. 大便涂片染色

（26～28 题共用题干）

患者，男性，30 岁，农民。一周前到过鼠疫疫区，昨日出现高热、寒战，伴有咳嗽，初咳稀薄痰，今日转为泡沫样血痰，量多，同时出现胸痛、呼吸急促，故来就诊。查体：体温 40℃，脉搏 125 次/分，血压 115/75mmHg，肺部听诊可闻及散在细湿啰音，心率 125 次/分，心律齐，腹部未见异常。血常规：WBC 32×10^9/L，N 0.98。

26. 该病例最可能的诊断是
    A. 大叶性肺炎　　　　　B. 肺结核　　　　　　C. 腺鼠疫
    D. 肺鼠疫　　　　　　　E. 败血症鼠疫

27. 目前最重要的处理措施是
    A. 在家输抗生素治疗
    B. 转上级医院积极抢救治疗
    C. 住呼吸科普通病房治疗
    D. 严密住单人病房隔离，家属可以探视
    E. 严密住单人病房隔离，严禁与任何人接触，医务人员应严格做好防护

28. 治疗本病应首选的抗生素是
    A. 青霉素加链霉素　　　　　　　B. 青霉素加庆大霉素
    C. 青霉素加多西环素　　　　　　D. 青霉素加四环素
    E. 链霉素加庆大霉素

（29～30 题共用题干）

5 岁女孩，起病急，发热 2 天，1 月 14 日急诊入院，患儿昨日突发畏寒、发热，体温 41℃，

77

伴剧烈头痛,多次呕吐,按上感治疗效果不佳来院接受治疗,查体:T 40℃,P 120 次/分,R 30 次/分,BP 80/50mmHg,全身皮肤黏膜瘀斑,神志不清,谵妄,脑膜刺激征阳性。

29. 本例最可能的诊断是什么
    A. 寄生虫性脑病   B. 流行性脑脊髓膜炎
    C. 新型隐球菌脑膜炎   D. 流行性乙型脑炎
    E. 结核性脑膜炎

30. 首选确诊检查项目是
    A. 血吸虫抗原抗体   B. 血和脑脊液常规培养
    C. 脑脊液抗乙脑 IgM 抗体   D. 脑脊液查结核菌抗体
    E. 墨汁染色查新型隐球菌

B1 型题

(31～33 题共用备选答案)
    A. 无痛性腹泻,排米泔水样便   B. 腹痛、腹泻,排果酱样便
    C. 发热、腹痛,排血脓黏液便   D. 发热、腹痛,排血水样便
    E. 发热、腹痛、腹泻,排黄色水便

31. 细菌性痢疾

32. 霍乱

33. 阿米巴痢疾

第四章　性传播疾病

第一节　淋　病

学习目标

1. 掌握:淋病、梅毒、尖锐湿疣的流行病学和实验室检查及治疗方法。
2. 熟悉:淋病、梅毒、尖锐湿疣的病原学和临床表现。
3. 了解:淋病、梅毒、尖锐湿疣的诊断和鉴别诊断及预防措施。
4. 学会开展常见性传播疾病防治及健康教育的方法。

病例

　　23 岁的小李是同性恋,最近觉得咽喉疼痛愈来愈重,到医院耳鼻喉科检查,医生见他咽部有脓性分泌物,涂片检查,发现是淋球菌感染,诊断为淋菌性咽喉炎。

　　请问:1. 淋球菌可感染哪些部位? 引起什么损害?

　　　　　2. 如何治疗? 如何预防?

　　　　　3. 了解淋病的临床表现和预防措施。

　　淋病是由淋球菌所引起的一种泌尿生殖系统黏膜传染性疾病,主要以生殖系统的尿道炎为最常见的症状,也包括眼、咽、直肠感染和播散性淋球菌感染。是最常见的性传播疾病。淋病的潜伏期短,传染性强,可导致多种并发症和后遗症。

【病原学】

　　淋球菌呈卵圆形或肾形,无鞭毛、芽胞,常成对排列,直径约 $0.6 \sim 0.8 \mu m$,革兰染色阴性。用碱性亚甲蓝染色时,菌体呈蓝色。淋球菌外面结构为外膜,外膜的主要成分为膜蛋白、脂

考点提示

淋病的病原体

多糖和菌毛。膜蛋白可使淋球菌黏附于人体黏膜上,通过细胞吞噬作用进入细胞,在细胞内大量繁殖,导致细胞崩解,淋球菌扩散到黏膜下层引起感染。菌毛易黏附于子宫腔和口腔上皮细胞表面,有致病力及传染性。

　　菌体适宜在温度为 $35 \sim 36℃$,pH 为 $7.2 \sim 7.5$,含 $2\% \sim 5\%$ 二氧化碳,潮湿的环境中生长。淋球菌对外界理化因素的抵抗力相当差,在完全干燥的环境中 $1 \sim 2$ 小时即死亡,但若附着于衣裤和被褥中,则能生存 $18 \sim 24$ 小时,在厚层脓液或湿润的物体上可存活数天。在

50℃仅能存活5分钟。淋球菌对常用的黏膜杀菌剂抵抗力很弱。它对可溶性银盐尤其敏感,1:4000硝酸银溶液可使其在7分钟内死亡,使脓液中的淋球菌2分钟内死亡。1%苯酚(石炭酸)溶液能在3分钟内将其杀灭。除耐药菌株外,淋球菌对抗生素敏感。

【流行病学】

淋病患者是本病主要的传染源,主要的传播途径是通过性接触传播,偶尔也可因接触含淋球菌的分泌物或被污染的用具(如衣裤、被褥、毛巾、浴盆、坐便器等)而被传染。女性(包括幼女)因其尿道和生殖道短且上皮细胞发育不完全,很容易感染;新生儿经过患淋病母亲的产道时,眼部被感染引起新生儿淋菌性眼炎;妊娠期女性患者可累及羊膜导致胎儿感染。

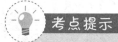

考点提示

淋病的传播途径

【临床表现】

潜伏期一般为2~10天,平均2~5天。潜伏期患者即具有传染性,淋病可发生于任何年龄,但多发生于性活跃的中青年。

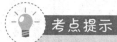

考点提示

淋病的临床表现

(一)单纯性淋病

1. **男性淋菌性尿道炎** 一般有轻重不等的全身症状,如发热、食欲减退、不适、头痛等。病人易兴奋、失眠等,阴茎常发生异常勃起,并感刺痛,饮酒及性兴奋过度可使症状加剧。

早期症状有尿频、尿急、尿痛,很快出现尿道口红肿,有稀薄黏液流出,24小时后病情加重,分泌物变为黄色脓性(图4-1-1,见文后彩插),且量增多。可有尿道刺激症状,有时伴随有腹股沟淋巴结炎,包皮过长的可引起包皮炎、包皮龟头炎甚至并发嵌顿性包茎;后尿道受到累及时可出现血尿、血精、会阴部轻度坠胀等。

2. **女性淋菌性尿道炎和宫颈炎** 女性尿道较短,故尿道炎较男性为轻。感染后开始症状轻微或无症状,一般经2~3天的潜伏期后,外阴部首先发炎,自觉瘙痒,行走时疼痛,相继出现尿道炎、宫颈炎、尿道旁腺炎、前庭大腺炎及直肠炎等,其中以宫颈炎最常见。

淋菌性尿道炎及尿道旁腺炎:70%的女性淋病患者存在尿道感染。尿道口红肿、有压痛,以手指从阴道前壁压迫尿道时,可从尿道及尿道旁腺开口处流出脓性分泌物,伴尿频、尿急、尿痛。尿道旁腺极易同时受侵,急性期可形成脓肿,有波动,可有脓液流出,如不治疗,数月后可形成蚕豆大小硬结,压痛明显,穿刺可有脓液抽出。尿道旁腺常为淋球菌潜藏地所在。

淋菌性宫颈炎:常见,多与尿道炎同时出现。主要表现为多量脓性分泌物,即白带。可见宫颈口充血,有脓性分泌物溢出,或为脓性黏稠分泌物将其堵塞。急性期如治疗不彻底,易转为慢性宫颈炎,并可上行感染。10%~17%的病人可发生盆腔炎、宫体炎、急性输卵管炎、输卵管卵巢脓肿及盆腔腹膜炎等。其症状与一般急性盆腔炎相同。

女童淋病多为与患淋病的父母密切接触和共用浴室用具而感染,少数因受虐所致。常见的症状是弥漫性阴道炎继发外阴炎,有时累及肛门和直肠。

3. **淋菌性肛门直肠炎** 主要见于男性同性恋者,女性可由淋菌性宫颈炎的分泌物直接感染肛门直肠所致。轻者只有肛门瘙痒、烧灼感,排出黏液和脓性分泌物,重者有里急后重,可排出大量脓性和血性分泌物。

4. **淋菌性咽炎** 多无症状,有症状者可表现为咽喉部红肿、扁桃体炎、水疱、脓疱和脓性分泌物。

5. 淋菌性眼炎 多见于新生儿和成人，结膜充血、水肿，有脓性分泌物，严重者可致角膜溃疡和失明。新生儿在分娩通过产道时引起淋病性结膜炎，在出生后 1～14 天发生，表现为双眼睑明显红肿，有脓性分泌物溢出，如未及时治疗，可累及角膜，形成角膜溃疡和角膜白斑，导致失明。

（二）淋病并发症

男性淋菌性尿道炎患者因治疗不当或因酗酒、性交等影响，导致感染进一步发展并蔓延至后尿道，引起后尿道炎、前列腺炎、精囊炎、附睾炎等；炎症反复发作形成瘢痕可引起尿道狭窄，部分发生输精管狭窄或梗阻，也可导致不育。

女性病人的主要并发症为淋菌性盆腔炎，如急性输卵管炎、子宫内膜炎、继发性输卵管卵巢脓肿及破裂后所致的盆腔脓肿、腹膜炎等，反复发作可造成输卵管狭窄或闭塞，引起异位妊娠、不孕、慢性下腹痛等。

（三）播散性淋球菌感染

约占淋病患者 1%～3%，常见于月经期或妊娠妇女。淋球菌通过血管、淋巴管播散全身，可发生菌血症，病情严重，若不及时治疗可危及生命。临床表现有发热、寒战、全身不适，常在四肢关节附近出现皮损，开始为红斑，以后发展成为脓疱、血疱或中心坏死，散在分布，数量不多；有的病例可出现关节炎、腱鞘炎、心包炎、胸膜炎、肺炎及肝周围炎等。临床表现及血液、关节液、皮损等处的培养结果可作出诊断。

【实验室检查】

（一）涂片染色检查

取分泌物涂片，固定后作革兰染色、亚甲蓝染色，然后镜检。对男性急性尿道炎患者有初步诊断意义。

（二）培养检查

取分泌物、脓疱疱液、关节腔穿刺液或血液做淋球菌培养。主要用于进一步确诊和需作药物敏感试验者，为确诊淋病的主要方法。一般对女性淋病及男性临床上符合诊断而涂片检查为阴性者及播散性淋病，均需做培养。

（三）白细胞酯酶（LE）试验

是检测中性粒细胞存在的简单比色法。试纸中含吲哚羧酸酯，可被粒细胞酯酶水解成吲哚酚而呈现紫色。

（四）生化试验

如需要与其他细菌鉴别，可根据需要取培养菌落作氧化酶试验或糖发酵试验。主要用于淋球菌的鉴定。

（五）免疫学检查

直接荧光素标记抗体（DFA）检查：以抗淋球菌蛋白 I 单克隆抗体作为免疫荧光试剂。该法快速、简便，检测女性标本优于 Gram 染色，但需荧光显微镜。

【诊断与鉴别诊断】

本病主要根据病史（有可疑的性病接触史及其他直接或间接接触患者的分泌物史）、典型临床表现和实验室检查结果进行诊断。

考点提示

淋病的诊断

本病应与生殖道衣原体感染、念珠菌性阴道炎及滴虫性阴道炎等进行鉴别。生殖道衣原体感染临床表现较轻，淋球菌检查阴性；需要注意的是临床上二者常并存，导致患者迁延

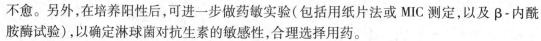

不愈。另外,在培养阳性后,可进一步做药敏实验(包括用纸片法或 MIC 测定,以及 β - 内酰胺酶试验),以确定淋球菌对抗生素的敏感性,合理选择用药。

【治疗】

（一）治疗原则

尽早确诊,及时治疗,明确临床类型,明确有无耐药,正确、足量、规律、全面治疗,同时检查、治疗其性伴侣。

（二）一般疗法

1. 性隔离 禁止性生活。

2. 休息 伴有高热,严重合并症的 STD 患者要适当休息,必要时应卧床休息。

3. 维持水,电解质,糖水化合物的必须与平衡,补充高糖,高蛋白饮食。

（三）药物治疗

1. 淋菌性尿道炎、宫颈炎、直肠炎 头孢曲松 250mg,一次肌注,或大观霉素 2g(宫颈炎 4g)一次肌注,或环丙沙星 500mg,一次口服,或氧氟沙星 400mg,一次口服。

2. 淋菌性咽炎 头孢曲松 250mg,一次肌注,或环丙沙星 500mg,一次口服,或氧氟沙星 400mg,一次口服。

3. 淋菌性眼炎

（1）新生儿:头孢曲松 25 ~ 50mg/（kg·d）（每千克体重每天）（单剂不超过 125mg）静脉或肌注,连续 7 天,或大观霉素 40mg/（kg·d）肌注,连续 7 天。

（2）成人:头孢曲松 1.0g/d 肌注,连续 7 天,或大观霉素 2.0g/d 肌注,连续 7 天。同时应用生理盐水冲洗眼睛,每小时 1 次,冲洗后用 1% 硝酸银或 0.5% ~ 1% 红霉素眼药水滴眼。

4. 妊娠期淋病 头孢曲松 250mg,一次肌注,或大观霉素 4g,一次肌注。禁用喹诺酮类和四环素类药物。

5. 儿童淋病 头孢曲松 125mg,一次肌注,或大观霉素 40mg/kg 一次肌注;体重大于 45kg 者按成人方案治疗。

6. 淋菌性附睾炎 头孢曲松 250 ~ 500mg/d 肌注,连续 10 天,或大观霉素 2g/d 肌注,连续 10 天。

7. 淋菌性盆腔炎 头孢曲松 500mg/d 肌注,连续 10 天,或大观霉素 2g/d 肌注连续 10 天;应加用甲硝唑 800mg/d,分 2 次口服,或多西环素 200mg/d,分 2 次口服,连续 10 天。

8. 播散性淋病 头孢曲松 1.0g/d 肌注或静脉注射,连续 10 天以上,或大观霉素 4.0g/d,分 2 次肌注,连续 10 天以上。淋菌性脑膜炎疗程约 2 周,心内膜炎疗程 4 周以上。

9. 若合并有衣原体或支原体感染时,使用上述治疗方法时,应再加入多西环素 200mg/d,分 2 次口服,连续 7 天以上或阿奇霉素 1g,一次口服。

【预防】

发现患病时要进行正确的隔离,应正规彻底治愈,用药要足量,以防发展为慢性。夫妻一方患病,应暂停同房,积极治疗,治疗方面谨遵医嘱。洁身自爱,杜绝乱性。患者的内衣裤或其他被患者分泌物污染的物品都要进行彻底消毒。淋病的预防还应注意禁止淋病病人与儿童,特别是女孩同床、共浴或公用浴盆、浴巾等。在患病率较高的地区,应对所有新生儿用硝酸银溶液或其他有效的抗生素滴眼液点眼。淋病如早期及时进行合理规范的治疗,一般预后良好,治愈率可达 95%,若延误治疗时机或治疗不合理,可使病程迁延,可并发各种合并症或发展为播散性淋病,导致不育、不孕、异位妊娠、盆腔炎、尿道狭窄或失明,严重者甚至可危及生命。判断淋病治愈的标准时在治疗结束后2周内,在无性接触史情况下符合如下标准为治愈,一是症状和体征全部消失,二是在治疗结束后4~7天作淋球菌涂片培养阴性。

第二节 梅 毒

病例

> 刘先生,30岁。患者自述经常出入于娱乐场所,发病前数月有过多次嫖娼史,后在躯干、四肢出现不痛不痒的红色皮疹,2个月前,其生殖器有过不痛的溃疡,溃疡未经治疗,1个月后溃疡自愈。查体:胸、背、腹、臀及四肢泛发红斑及红色斑丘疹,其表面有少许皮屑,皮疹排列无规律。手掌、足底处见有硬性脓疱,其边缘有鳞屑,颈、腋窝等处淋巴结肿大,外生殖器检查未见皮损。
> 请问:1. 还需进一步做何检查? 诊断是什么?
> 　　　2. 治疗及预防措施有哪些?

梅毒是由梅毒螺旋体感染引起的一种慢性全身性性传播疾病,主要通过性接触和血液传播。梅毒螺旋体几乎可以侵犯人体所有器官,因此本病表现极为复杂,造成多器官的损害。并可通过胎盘传播引起流产、早产、死产和胎传梅毒。

【病原学】

致病性螺旋体有4种,主要包括苍白密螺旋体苍白亚种(即梅毒螺旋体)、苍白密螺旋体地方亚种、苍白密螺旋体极细亚种和品他密螺旋体,分别引起性病性梅毒、地方性梅毒等。梅毒螺旋体是小而纤细的螺旋状微生物,因其透明不易染色,所以称为苍白螺旋体。梅毒螺旋体的特征:螺旋整齐,固定不变;折光力强,较其他螺旋体亮;行动缓慢而有规律,其方式是,围绕其长轴旋转中前后移动,或伸缩其圈间之距离而移动,或全身弯曲如蛇行。

梅毒螺旋体系厌氧微生物,离开人体不易生存,煮沸、干燥、日光、肥皂水和普通消毒剂均可迅速将其杀灭,但其耐寒力强,4℃可存活3天,-78℃保存数年仍然具有传染性。

【流行病学】

梅毒的传染源是梅毒患者,患者的皮损、血液、精液、乳汁和唾液中均有梅毒螺旋体的存在。

考点提示

梅毒的病因

其常见的传播途径有:

1. 性接触传播　约95%的患者通过性接触有皮肤黏膜小破损处传染。未经治疗的患者在感染后1~2年内具有传染性,随着病期延长,传染性变弱,4年以上的感染者基本无传染性。

2. 妊娠4个月后梅毒螺旋体可通过胎盘及脐静脉由母体传给胎儿,分娩过程中新生儿也可因头部、肩部擦伤处由产道感染。另外一个感染途径是先经胎盘感染羊水,而后进入胎儿循环,在孕17周时,羊水中即可检出梅毒螺旋体。

3. 输入梅毒患者的血液可感染,少数患者可经接吻、握手、哺乳或接触污染衣物、用具而感染。

【临床表现】

根据传播途径的不同可以分为获得性（后天）梅毒和胎传（先天）梅毒；按照病程划分可以分为早期和晚期梅毒。

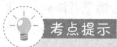

（一）获得性梅毒

1. 一期梅毒　主要表现为硬下疳和硬化性淋巴结炎，一般无全身症状。

（1）硬下疳：由梅毒螺旋体在入侵部位引起的无痛性炎症反应。好发于外生殖器部位，典型的硬下疳初起为小片红斑，迅速发展为无痛性炎性丘疹，数天内丘疹扩大形成硬结，表面发生坏死形成单个直径为 1～2cm、圆形或椭圆形无痛性溃疡，境界清楚，周边水肿并隆起，基底呈肉红色，触之有软骨样硬度，表面有浆液性分泌物，内含大量梅毒螺旋体，传染性极强。常单发，少见 2～3 个，偶见 4 个以上。

（2）硬化性淋巴结炎：发生于硬下疳出现 1～2 周后。一般累及单侧腹股沟或患处附近淋巴结，呈质地较硬的隆起，表面无红肿破溃，一般不痛。淋巴结穿刺检查可见大量梅毒螺旋体。消退需数月。

2. 二期梅毒　一期梅毒未经治疗或治疗不彻底，梅毒螺旋体由淋巴系统进入血液系统形成菌血症而播散全身，引起皮肤黏膜及系统性损害，称之为二期梅毒。常常发生于硬下疳消退 3～4 周后（感染 9～12 周后），少数与硬下疳同时出现（图 4-2-1，见文后彩插）。

（1）皮肤黏膜损害：80%～95% 患者出现皮肤黏膜损害。

1）梅毒疹：常呈广泛发生，对称分布，内含大量梅毒螺旋体，传染性强，不经治疗一般持续数周自行消退。主要有斑疹性梅毒疹（玫瑰疹）、丘疹性梅毒疹，脓疱性梅毒疹少见。

2）扁平湿疣：好发于肛周、外生殖器、会阴、腹股沟及股内侧等部位。皮损初起为表面湿润的扁平丘疹，随后扩大或融合成直径 1～3cm 大小的扁平斑块，边缘整齐或呈分叶状，周围暗红色浸润，表面糜烂，但无渗出液。

3）梅毒性脱发：由梅毒螺旋体侵犯毛囊造成血供不足所致。好发于后枕部、侧头部。表面为局限性或弥漫性脱发，脱发非永久性，及时治疗后毛发可以再生。

4）黏膜损害：多见于口腔、舌、咽、喉或生殖器黏膜。损害表现为一处或多处边缘清楚的红斑、水肿、糜烂，表面可有灰白色的膜状物。

（2）骨关节损害：梅毒螺旋体侵犯骨骼系统可引起骨膜炎、关节炎、骨髓炎、腱鞘炎或滑囊炎。骨膜炎最常见，多发生于长骨，表现为骨膜轻度增厚、压痛明显且夜间加重；关节炎常见于肩、肘、膝、髋及踝等处，且多为对称性。

（3）其他：眼损害可有虹膜炎、角膜炎等，神经损害如梅毒性脑膜炎等，多发性硬化性淋巴结炎表现为全身淋巴结无痛性肿大，还有较少见的内脏梅毒。

3. 三期梅毒　早期梅毒未经治疗或治疗不充分，经过 3～4 年约有 40% 的患者可发展为三期梅毒。

（1）皮肤黏膜损害：主要为结节性梅毒疹和梅毒性树胶肿。

1）结节性梅毒疹：好发于头面部、肩部、背部及四肢伸侧。皮损直径为 0.2～1cm，呈簇状排列的铜红色浸润性结节，多发生于感染后 3～4 年，常无自觉症状。

2）梅毒性树胶肿：又称梅毒瘤，是三期梅毒的标志，同时也是破坏性的皮损。好发于小腿，少数发生于骨骼、口腔、上呼吸道黏膜及内脏。小腿皮损初起常为单发的无痛性皮下结节，逐渐增大，中央逐渐软化、破溃形成直径 2～10cm 的穿凿样溃疡，呈肾形或马蹄形，境界

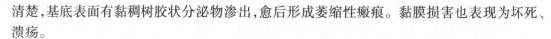

清楚,基底表面有黏稠树胶状分泌物渗出,愈后形成萎缩性瘢痕。黏膜损害也表现为坏死、溃疡。

（2）其他损害:如骨梅毒、眼梅毒、心血管梅毒及神经梅毒等。

（二）先天性梅毒

先天性梅毒分为早期先天梅毒、晚期先天梅毒和先天潜伏性梅毒,其特点是不发生硬下疳,早期表现较后天性梅毒重,骨骼及感觉器官受累多而心血管受累少,可影响婴儿的生长发育或遗留先天性梅毒的体征。

1. 早期先天性梅毒 患儿常早产,发育、营养差,体重不增,消瘦、反应低下,皮肤皱褶、老人貌,哺乳困难,哭声低弱嘶哑,发热、贫血等表现。

1）皮肤黏膜损害:与后天二期梅毒相似,常见斑疹、丘疹。

2）梅毒性鼻炎:梅毒性鼻炎在黏膜损害中最常见,可见鼻黏膜肥厚、肿胀,有浆液性或脓血性分泌物及结痂,致鼻腔狭窄、堵塞,患儿呼吸及吸吮困难,为先天性梅毒的特征之一。严重者可使鼻骨和鼻软骨受损致鼻根下陷形成马鞍鼻。

3）骨梅毒:以骨、软骨炎及骨膜炎最常见,骨髓炎及骨膜炎引起肢体剧烈疼痛而使肢体呈假性瘫痪。

2. 晚期先天性梅毒 晚期先天性梅毒表现在新生儿期较少见。多发生于 2 岁以后,最常发生于 7~15 岁。其表现与后天三期梅毒相似。

3. 先天潜伏梅毒 先天梅毒未经治疗,无临床症状、血清反应阳性。

（三）潜伏性梅毒

凡有梅毒感染史,无临床表现或临床表现已消失,除梅毒血清学阳性外无任何阳性体征,并且脑脊液检查正常者称为潜伏性梅毒。其发生与机体免疫力较强或治疗暂时抑制梅毒螺旋体有关。

【实验室检查】

暗视野梅毒螺旋体直接检查、梅毒血清学检查和脑脊液检查。脑脊液检查主要用于神经梅毒的诊断,包括白细胞计数、蛋白定量、VDRL、PCR 和胶体金试验等。脑脊液白细胞计数和总蛋白量的增加属非特异性变化,脑脊液 VDRL 试验是神经梅毒的可靠诊断依据。病情活动时脑脊液白细胞计数常增高(每升 5 个),因此脑脊液白细胞计数也常作为判断疗效的敏感指标。

【诊断与鉴别诊断】

梅毒的临床表现复杂多样,因此,必须仔细询问病史、细致的体检和准确的实验室检查方可早期明确诊断。

> 考点提示
>
> 梅毒的诊断

一期梅毒的诊断主要是:有非婚性接触史或配偶感染史,潜伏期一般为 2~4 周。临床表现,同时结合实验室检查结果进行判断。不可凭借一次梅毒血清学试验阴性结果排除梅毒。硬下疳应与软下疳、生殖器疱疹、固定性药疹和白塞病进行鉴别。

二期梅毒:主要是接触史、典型临床表现和实验室检查结果(皮肤黏膜处发现梅毒螺旋体,梅毒血清试验强阳性)。二期梅毒应与玫瑰糠疹、寻常型银屑病、病毒疹、股癣等进行鉴别。

晚期梅毒的诊断:主要是根据接触史、典型临床表现,同时结合实验室检查,如梅毒血清学试验:非梅毒螺旋体抗原试验大多阳性;梅毒螺旋体抗原试验为阳性。组织病理学检查:有三期梅毒的组织病理学特点。脑脊液检查:若不伴神经梅毒,脑脊液检查无异常。

先天性梅毒的诊断主要根据患儿母亲有梅毒病史,结合典型临床表现和实验室检查等。

【治疗】

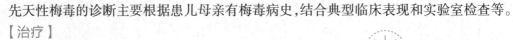

考点提示

梅毒的治疗

(一)常用药物

1. 青霉素类 为首选药物,血清浓度达 0.03IU/ml 即有杀灭梅毒螺旋体的作用,血清浓度必须稳定维持 10 天以上才可以彻底清除体内的梅毒螺旋体。常用苄星青霉素 G、普鲁卡因水剂青霉素 G、水剂青霉素 G,心血管梅毒不用苄星青霉素 G。

2. 头孢曲松钠 是高效的抗梅毒螺旋体药物,作为青霉素过敏者优先选择的替代治疗药物。

3. 四环素类和红霉素类 疗效较青霉素差,通常作为青霉素过敏者的替代治疗药物。

(二)治疗方案

1. 早期梅毒 苄星青霉素 G 240 万 U/d,分两侧臀部肌注,1 次/周,连续 2~3 次;或普鲁卡因青霉素 G 80 万 U/d 肌注,连续 10~15 天。青霉素过敏的患者可选用头孢曲松钠 1.0g/d 静脉滴注,连续 10~14 天,或口服四环素类药物(四环素 2.0g/d;多西环素 200mg/d;米诺环素 200mg/d)15 天,或口服红霉素类药物(红霉素 2.0g/d)15 天。

2. 晚期梅毒 苄星青霉素 G 240 万 U/d,分两侧臀部肌注,1 次/周,连续 3~4 次;或普鲁卡因青霉素 G 80 万 U/d 肌注,连续 20 天。青霉素过敏者用四环素或红霉素类药物,剂量不变。

3. 心血管梅毒 需住院治疗,如有心衰,应先控制心衰后再进行驱梅治疗。为避免吉-海反应,驱梅治疗前 1 天应口服泼尼松 20mg/d,分 2 次,连续 3 天。首选水剂青霉素 G 肌注,剂量第 1 天 10 万 U,第 2 天 20 万 U(分 2 次),第 3 天 40 万 U(分 2 次),第 4 天起肌注普鲁卡因青霉素 G 80 万 U/d,连续 15 天为 1 个疗程,共 2 个疗程,疗程间间歇 2 周。青霉素过敏者处理同上。

4. 神经梅毒 要住院治疗,口服泼尼松同上。首选青霉素 G 1200 万~2400 万 U/d,分 4~6 次静滴,连续 10~14 天,继以苄星青霉素 G 240 万肌注,1 次/周,连续 3 次;或普鲁卡因青霉素 G 240 万 U/d 肌注,同时连续口服丙磺舒(2.0g/d,分 4 次)10~14 天,继以苄星青霉素 G 240 万 U 肌注,1 次/周,连续 3 次。青霉素过敏者处理同上。

5. 妊娠梅毒 根据孕妇梅毒的分期不同,治疗方案与同期其他梅毒相同,但妊娠初 3 个月及妊娠末 3 个月各进行一个疗程的治疗。青霉素过敏者改用红霉素类药物口服。

6. 先天性梅毒

(1)早期先天梅毒:脑脊液异常者用水剂青霉素 G 10 万~15 万 U/(kg·d),分 2~3 次静滴,连续 10~14 天;或普鲁卡因青霉素 G 5 万 U/(kg·d)肌注,连续 10~14 天。脑脊液正常者选用苄星青霉素 G 5U/(kg·d)肌注。如若没有条件检查脑脊液,按照脑脊液异常处理。

(2)晚期先天梅毒:水剂青霉素 G 20 万~30 万 U/(kg·d),分 4~6 次静滴,连续 10~14 天;或普鲁卡因青霉素 G 5 万 U/(kg·d)肌注,连续 10~14 天为 1 个疗程,可用 1~2 个疗程。较大儿童的青霉素剂量不应超过成人同期患者剂量。青霉素过敏者选用红霉素,10~15mg/(kg·d),分 4 次口服,连续 30 天。

【预防】

1. 预防梅毒要从自我做起,由于梅毒主要是由于性传播感染的,特别是那些有不洁性生活史和多个性伴侣的人,更容易感染梅毒。因此,要注意性生活的洁净,同时保持固定的性伴侣。

2. 发现可疑的梅毒感染患者,要及时进行预防检查,方便早期发现新病人并及时治疗。一旦确诊后,要进行隔离并对病人的衣物及用品进行消毒,以消灭传染源。

3. 同时,要追踪梅毒感染患者的性伴侣进行追踪治疗,包括病人和医务人员访问,对感染者的性生活接触者进行排查。因为梅毒是一种性传播疾病,很容易在性伴侣之间进行传播。

第三节 尖 锐 湿 疣

 病例

一位妇女来信称结婚半年,3个月前与丈夫同房时出现接触出血,当时以为是碰伤没在意,一直持续了2个月才就医,诊断为宫颈糜烂Ⅱ~Ⅲ度,用洗必泰栓、洁尔阴洗液、麦迪霉素治疗了半个月没有效果。后来她丈夫在医院查出是尖锐湿疣,她检查了外阴,发现阴道内有成团成片的尖状突起,而且面积很大,有肿痛的感觉。

请问:1. 她患的是何病,该进一步做何检查?
   2. 她与丈夫染病的可能原因有哪些? 该如何预防?

尖锐湿疣又称生殖器疣或性病疣,是一种由人乳头瘤病毒引起的性传播疾病。常发生在肛门及外生殖器等部位,主要通过性接触直接传播。临床上表现为尖刺状,表面潮湿。

【病原学】

人是人乳头瘤病毒(HPV)的唯一宿主。引起尖锐湿疣的病毒主要是 HPV-6、11、16、18 等型。HPV 主要感染上皮组织,近年来大量研究充分肯定 HPV 在肛门生殖器发生的致病作用,如 HPV-16 是最常见的致宫颈癌高危型。

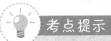 **考点提示**

尖锐湿疣的病因和传播途径

【流行病学】

主要是性活跃人群,以 20~30 岁为发病高锋,发病很大程度上取决于接种的病毒数量和机体特异性免疫力。主要通过性接触直接传播。国外发病率占性病的第 2 位,而且有不断加大的趋势,我国的发病率约为 13/10 万。

【临床表现】

好发于性活跃的中青年。潜伏期一般为 2 周~8个月,平均 3 个月。外生殖器及肛周皮肤黏膜湿润区为好发部位,与尖锐湿疣患者性接触后是否发病,很

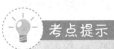 **考点提示**

尖锐湿疣的临床表现

大程度上取决于接种的病毒数量和机体特异性免疫力,有作者还观察到随尖锐湿疣疣龄增加其传染性下降的现象。临床常见的损害有丘疹,角化性斑块,乳头样或菜花样赘生物,散在或融合,同一患者常有多种表现。

男性好发部位是冠状沟,包皮,龟头,系带,尿道口,阴茎体,肛周和阴囊。女性损害常累及从宫颈到肛门所有鳞状上皮覆盖区域的多个部位,多见于大小阴唇、阴道口、阴道、宫颈、会阴及肛周。疣体常呈白色、粉红色或污灰色,表面易发生溃烂,有渗液、浸渍及破溃,还可合并出血及感染。

多数患者无明显自觉症状,少数可有异物感、灼痛、刺痒或性交不适。

宫颈部位湿疣多发生在宫颈移行区内,单发或多发,可融合,有点类似于乳头状上皮增生,疣体通常较小,界限清楚,表面光滑或呈颗粒状、沟回状,妊娠时明显增大增多。

外阴湿疣的女性有阴道湿疣,阴道湿疣常多发,多见于阴道的上 1/3 和下 1/3 部位,损害表现为高起,稠密的白色突起,有时呈一凸起无血管分布的角化斑块,阴道湿疣的特点之一是可自发性消退,特别是在宫颈和外阴的病变治疗之后,外阴湿疣最常见,一般为柔软,粉红或灰白色,有血管的无蒂赘生物,表面具有多发的指状突起,初发于潮湿和性交摩擦部位,如阴道口,阴唇,尿道口,处女膜,也可扩散到外阴其他部位或肛周(图 4-3-1,见文后彩插)。

【实验室检查】

(一)醋酸白试验

临床上主要用来检测亚临床的 HPV 感染,特别对女性宫颈亚临床 HPV 感染诊断有一定意义。

(二)免疫组织学检查

常用过氧化物酶抗过氧化物酶方法(即 PAP),显示湿疣内的病毒蛋白,以证明疣损害中有病毒抗原。HPV 蛋白阳性时,尖锐湿疣的浅表上皮细胞内可出现淡红色的弱阳性反应。

(三)组织病理学检查

典型表现为表皮乳头瘤样增生伴角化不全。棘层肥厚和颗粒层、棘层上部出现空泡化细胞,胞质着色淡,核浓缩深染,核周围有透亮的晕(凹空细胞),为特征性改变;真皮层浅层毛细血管扩张,周围常有较多的炎性细胞浸润。

(四)基因诊断

PCR 方法具有特异、敏感、简便、快速等优点,为 HPV 检测开辟了新途径。

【诊断与鉴别诊断】

本病主要根据病史(性接触史、配偶感染史或间接接触史等)、典型临床表现和实验室检查结果(醋酸白试验、组织病理学检查)进行诊断。本病需和以下疾病进行鉴别。

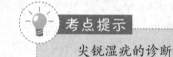

考点提示

尖锐湿疣的诊断

(一)假性湿疣

常发生于女性小阴唇内侧及阴道前庭,为白色或淡红色小丘疹,表面光滑,对称分布,无自觉症状;醋酸白试验阴性。

(二)阴茎珍珠状丘疹

发生在男性龟头冠状沟边缘的细小圆锥状、排列成单行或多行的、白色或淡红色小丘疹,不融合,无自觉症状;醋酸白试验阴性。

(三)扁平湿疣

为二期梅毒特征性皮损,发生在肛门生殖器部位的多个或成群的红色覃样斑块,表面扁平,基底宽,无蒂,常糜烂、渗出;皮损处取材在暗视野下可查到梅毒螺旋体;梅毒血清学反应强阳性。

(四)皮脂腺异位

发生于口唇、龟头及阴唇的淡黄色小丘疹,位于皮下,不增大;醋酸白试验阴性,组织病理学表现为成熟的皮脂腺组织。

【治疗】

(一)外用药物治疗

1. 0.5%足叶草毒素酊 抗病毒有丝分裂药物。每天

考点提示

尖锐湿疣的治疗

2 次外用,连续用药 3 天停药 4 天为 1 个疗程,根据病情连续用药 1~3 个疗程,治愈率较高。适用于任何部位的皮损(包括男性尿道内及女性阴道内皮损),但孕妇禁用。

2. 10%~25% 足叶草酯酊　每周 1~2 次外用,涂药 1~4 小时后洗去。此药刺激性较强,注意保护皮损周围正常皮肤;此药有致畸作用,孕妇禁用。

3. 50% 三氯醋酸或二氯醋酸液　原理是对病毒蛋白的凝固作用破坏疣体,使疣组织坏死脱落。每周或隔周使用 1 次,连续用药不宜超过 6 周。

4. 其他　5% 5-氟尿嘧啶每周外用 1 次,或 5% 咪喹莫特每周外用 2~3 次,睡前外用,6~10 小时后洗掉,可用药 16 周,局部可出现轻中度刺激症状。

(二)物理治疗

如激光、冷冻、电灼、可酌情选用,巨大疣体也可手术切除。

(三)内用药物治疗

可配合干扰素使用。

【预防】

目前尚无特异的预防方法,切断传播途径是有效的措施。

(一)加强宣传教育

避免不洁净的性生活;注意个人卫生,尤其是经期卫生,做好房事卫生。

(二)患者应及早治疗,避免性生活,或使用安全套。

本章小结

　　性传播疾病主要有淋病、梅毒、尖锐湿疣。淋病是由淋球菌所引起的一种泌尿生殖系统黏膜传染性疾病,主要以泌尿系统的尿道炎为最常见的症状,是最常见的性病。淋病患者是其主要的传染源,主要通过性接触传播,多发生于性活跃的中青年。临床表现有单纯性淋病、淋病并发症和播散性淋球菌感染,单纯性淋病包括男性淋菌性尿道炎、女性淋菌性尿道炎和宫颈炎、淋菌性肛门直肠炎、淋菌性咽炎和淋菌性眼炎。治疗原则:尽早确诊,及时治疗,明确临床类型,明确有无耐药,正确、足量、规律、全面治疗,同时检查、治疗其性伴侣。梅毒是由梅毒螺旋体感染引起的一种慢性全身性性传播疾病,主要通过性接触和血液传播。梅毒螺旋体几乎可以侵犯人体所有器官,梅毒的传染源是梅毒患者,患者的皮损、血液、精液、乳汁和唾液中均有梅毒螺旋体的存在。约 95% 的患者通过性接触有皮肤黏膜小破损处传染。临床分一期梅毒和二期梅毒,治疗首选青霉素,心血管梅毒不用苄星青霉素 G。头孢曲松钠:是高效的抗梅毒螺旋体药物,作为青霉素过敏者优先选择的替代治疗药物。尖锐湿疣是一种由人类乳头瘤病毒引起的性传播疾病,常发生在肛门及外生殖器等部位,主要通过性接触直接传播。好发于性活跃的中青年。潜伏期一般为 2 周~8 个月,平均 3 个月。外生殖器及肛周皮肤黏膜湿润区为好发部位,临床常见的损害有丘疹,角化性斑块,乳头样或菜花样赘生物,散在或融合,同一患者常有多种表现。治疗外用药物有 0.5% 足叶草毒素酊、10%~25% 足叶草酯酊、50% 三氯醋酸或二氯醋酸液等。

(杨传林)

目标测试

A1 型题

1. 淋病的特点,错误的是
   A. 易侵袭黏膜　　　　　　　　　　　　B. 以性传播为主
   C. 是世界上发病率最高的性传播疾病　　D. 感染最早期表现为阴道炎
   E. 病原体为革兰阴性双球菌

2. 进行淋球菌培养时所需的温度应该是
   A. 15～25℃　　　　　　B. 25～27℃　　　　　　C. 27～33℃
   D. 35～37℃　　　　　　E. 55～65℃

3. 男性无合并症淋病的临床表现,错误的是
   A. 尿频　　　　　　　　B. 尿急　　　　　　　　C. 尿痛
   D. 溢脓　　　　　　　　E. 血尿

4. 女性淋菌性尿道炎患者临床表现特点是
   A. 大多数症状严重　　　　　　　　　　B. 大多数有典型的尿路刺激症状
   C. 好发部位为子宫　　　　　　　　　　D. 好发部位为宫颈、尿道
   E. 有盆腔炎表现

5. 淋病的确诊
   A. 必须有尿道口溢脓　　　　　　　　　B. 涂片检查找到革兰阳性双球菌
   C. 涂片检查阴性即可排除诊断　　　　　D. 细菌培养阳性即可确诊
   E. 尿道炎

6. 急性淋病的主要治疗药物是
   A. 大观霉素　　　　　　B. 红霉素　　　　　　　C. 青霉素
   D. 甲硝唑　　　　　　　E. 多西环素

7. 妊娠期淋病治疗首选
   A. 氟喹诺酮类　　　　　B. 四环素类　　　　　　C. 头孢曲松
   D. 甲硝唑　　　　　　　E. 多西环素

8. 下列 TP 检查方法中正确的是
   A. 暗视野法　　　　　　B. 培养　　　　　　　　C. 涂片做 PAS 染色
   D. 苛性钾法　　　　　　E. 荧光染色

9. 下列关于梅毒螺旋体的叙述,正确的是
   A. 一般消毒剂如升汞、苯扎溴铵、乙醇等均不能将其杀死
   B. 普通光学显微镜下即可见
   C. 暗视野显微镜下可见
   D. 梅毒螺旋体是需氧微生物,在体外可存活较长时间
   E. 不耐寒

10. 下列关于梅毒的传染方式,错误的是
    A. 梅毒病人是唯一的传染源　　　　　B. 性接触是主要的传染方式
    C. 输血可传染梅毒　　　　　　　　　D. 接吻、哺乳不会传染

    E. 可垂直传播

11. 一期梅毒的典型损害是

    A. 扁平湿疣   B. 树胶肿   C. 软下疳

    D. 硬下疳   E. 心血管梅毒

12. 以下关于硬下疳的叙述,错误的是

    A. 一般为单发,亦可见 2～3 个者   B. 圆形或椭圆形,1～2cm 大小

    C. 边缘不整齐,呈穿凿性   D. 软骨样硬度

    E. 无痛无痒

13. 关于一期梅毒叙述错误的是

    A. 有不洁性交史   B. 可出现硬下疳

    C. 梅毒血清学阴性   D. 有心血管梅毒

    E. 外阴表面溃疡,有浆液性渗出

14. 硬下疳典型表现为

    A. 龟头水肿性红斑、糜烂、渗液,可见脓性分泌物

    B. 龟头见一指甲大小溃疡,质硬,边缘隆起,基底清洁,不痛

    C. 冠头沟处串珠样排列的光滑小丘疹

    D. 龟头见指甲大小白斑,界清,无自觉症状

    E. 暗红,见一较大溃疡,疼痛,质较硬,表面分泌物多

15. 二期梅毒的皮疹是下列哪种

    A. 软下疳   B. 扁平湿疣   C. 尖锐湿疣

    D. 树胶肿   E. 结节性梅毒疹

16. 二期梅毒的损害不包括

    A. 斑疹性梅毒疹   B. 丘疹性梅毒疹

    C. 结节性梅毒疹   D. 脓疱性梅毒疹

    E. 黏膜白斑

17. 下列不属于二期梅毒的临床表现的是

    A. 掌跖梅毒疹   B. 扁平湿疣   C. 梅毒性脱发

    D. 梅毒性玫瑰疹   E. 结节性梅毒疹

18. 以下不属于三期梅毒皮肤黏膜损害的是

    A. 斑疹性梅毒疹   B. 结节性梅毒疹   C. 树胶肿

    D. 近关节结节   E. 脊髓痨

19. 关于树胶肿的叙述,错误的是

    A. 是三期梅毒的标志

    B. 自觉症状明显,疼痛剧烈

    C. 可出现在全身各处,以头面和小腿伸侧多见

    D. 溃疡较深,境界清楚,边缘锐利

    E. 可形成马蹄形溃疡

20. 下列损害,属三期梅毒的是

    A. 树胶肿   B. 扁平湿疣   C. 扁平疣

    D. 硬下疳   E. 丘疹性梅毒疹

21. 成人感染梅毒,早期未发现症状,4 年后也未出现心血管和中枢神经等症状,查血梅毒血清反应为阳性。称为

    A. 二期梅毒   B. 早期隐性梅毒   C. 三期梅毒

    D. 胎传梅毒   E. 晚期隐性梅毒

22. 胎传梅毒是通过以下哪种途径传播

    A. 静脉输液   B. 母血经胎盘传入

    C. 性交   D. 托儿所交叉感染

    E. 营养不良导致感染

23. 晚期胎传梅毒的症状多发生于

    A. 儿童及青春期   B. 婴儿期   C. 中年期

    D. 老年期   E. 妊娠期

24. 胎传梅毒的眼病是

    A. 疱疹性角膜炎   B. 间质性角膜炎   C. 兔眼

    D. 青光眼   E. 睑球粘连

25. 先天梅毒下列错误的是

    A. 是经母体胎传

    B. 大多在妊娠 4 个月后传给胎儿

    C. 先天梅毒没有下疳表现

    D. 先天梅毒也可经父亲传染

    E. 先天梅毒儿生后即进入二期梅毒感染阶段

26. 新生儿梅毒常应用普鲁卡因青霉素 G 治疗,用量是

    A. 5 万 ~10 万 U/(kg·d)   B. 10 万 ~15 万 U/(kg·d)

    C. 15 万 ~20 万 U/(kg·d)   D. 20 万 ~25 万 U/(kg·d)

    E. 50 万 U/(kg·d)

27. 引起尖锐湿疣的病毒是

    A. HPV   B. HSV   C. HIV   D. EB   E. ECHO

28. 关于尖锐湿疣以下叙述不正确的是

    A. 是由人乳头瘤病毒感染引起的一种皮肤恶性赘生物

    B. 又称为生殖器疣、性病疣

    C. 主要通过性接触传染

    D. 是我国目前常见的性传播疾病之一

    E. 主要发生于外生殖器

29. 确诊为女性生殖器尖锐湿疣,不正确的治疗是

    A. 50% 三氯醋酸   B. 冷冻   C. 激光

    D. 口服红霉素   E. 使用干扰素

30. 临床上最常用哪个试验来辅助诊断尖锐湿疣

    A. 组织病理   B. 醋酸白试验   C. HPV 分子生物学检测

    D. 血清抗体检测   E. 免疫荧光

31. 下列描述符合珍珠状阴茎丘疹的是

    A. 自觉疼痛   B. 属性传播疾病   C. 皮疹沿冠状沟排列

D. 易恶变　　　　　　　　　　E. 表面有脓性分泌物

A2 型题

32. 男性,28 岁。尿痛排尿困难,龟头红肿流脓 4 天,7 天前有不洁性接触史。检查:包皮龟头红肿,尿道口肿胀外翻,有大量黄色脓液自尿道口溢出。最可能的诊断是

A. 非淋菌性尿道炎　　　　　　B. 非特异性尿道炎

C. 淋病　　　　　　　　　　　D. 生殖器念珠菌病

E. 滴虫性尿道炎

33. 男性,28 岁,两周来全身出现散布玫瑰色甲盖大的红斑,累及躯干、四肢掌跖。不痒。肛门附近有半环形排列的湿性丘疹,表面浸渍状。全身淋巴结肿大。应考虑为

A. 二期梅毒　　　　B. 三期梅毒　　　　C. 多形红斑

D. 药物疹　　　　　E. 念珠菌感染

34. 男性,36 岁,已婚,因龟头部赘生物一周就诊,在其龟头及冠状沟部可见数个乳头瘤样小丘疹,表面潮湿柔软,呈污灰色,承认不洁性接触史,醋酸白试验阳性,其最可能的诊断为

A. 尖锐湿疣　　　　　　　B. 扁平湿疣　　　　　　C. 假性湿疣

D. 生殖器鲍温样丘疹病　　E. 阴茎珍珠状丘疹

第五章 蠕虫感染性疾病

学习目标

1. 掌握:日本血吸虫病、棘球蚴病的临床表现和预防方法。
2. 熟悉:日本血吸虫病、棘球蚴病的病原学、流行病学、诊断、鉴别诊断和治疗方法。
3. 了解:日本血吸虫病、棘球蚴病的实验室检查。
4. 学会开展农村社区常见蠕虫感染性疾病防治及健康教育的方法。

第一节 日本血吸虫病

病例

患者男性,21岁,湖南长沙人,因发热三周于2011年9月18日收入院。患者于8月27日开始出现发热,体温以下午及晚上明显,高时达39.8℃,病程早期还出现过荨麻疹及咳嗽。今年8月到过洞庭湖区并有游泳史。体查:T 38.2℃,P 85次/分,R 22次/分,BP 116/74mmHg,未见皮疹及浅表淋巴结肿大,腹平软,无压痛,肝肋下2cm,轻触痛,脾肋下1.5cm。实验室检查:WBC 12×10^9/L,嗜酸性粒细胞占28%,肝功能:ALT 120U/L。

请问:1. 本病人最可能的诊断是什么,并列出诊断依据。

2. 如何进行病原学诊断。

3. 应注意和哪些疾病进行鉴别?

血吸虫病是血吸虫寄生在门静脉系统所引起的疾病。急性期以发热、肝大、腹泻或痢疾样大便,血中嗜酸性粒细胞显著增多为主要表现;慢性期以腹泻与肝脾肿大为主要表现;晚期则以门静脉高压、巨脾和腹水为主要表现。

【病原学】

在中国流行的是日本血吸虫病。成虫雌雄异体,常合抱在一起,寄生于人体门静脉系统,主要在肠系膜下静脉内,存活时间一般为2~5年,长者可达20年以上。雌虫在肠系膜下层末梢静脉内产卵,虫卵随病人或病畜粪便排入水中,在适宜温度(25~30℃)时,可孵化成毛蚴,毛蚴借助于运动进入中间宿主钉螺内,大约经过2个月后形成具有传染性的尾蚴后再进入水中,当人、畜接触疫水时,尾蚴则很快从皮肤或黏膜侵入人体内,脱尾后成童虫移行到肺部,经血流至肝脏,大约1个月后发育成成虫,雌雄合抱,逆血流移行至肠系膜下静脉末梢血管内产卵,完成生活史(图5-1-1)。人是终末宿主,钉螺是唯一的中间宿主。

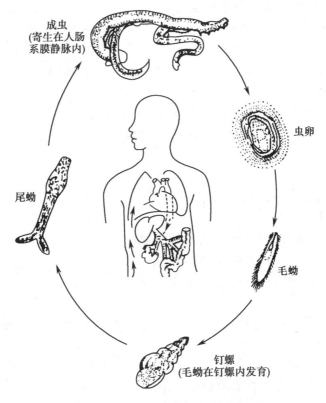

图 5-1-1　日本血吸虫生活史

尾蚴、童虫、成虫、虫卵及其代谢产物均可引起组织病变,以虫卵尤其是成熟虫卵最为重要。

【流行病学】

传染源为患者、病畜和野生动物,主要通过传染源粪便入水、钉螺滋生和接触疫水途径传播,人群普遍易感,流行于长江两岸,夏、秋季多发,以农民、渔民为多,男性多于女性,呈散发性。

【临床表现】

潜伏期一般为 23 ～ 73 天。临床表现复杂多样,可分为急性、慢性、晚期和异位血吸虫病。

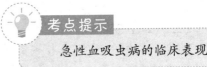

考点提示
急性血吸虫病的临床表现

1. 急性血吸虫病　大多见于初次大量感染者,以夏秋季为多,起病较急,以发热等全身症状为主。

(1)发热:患者均有发热,热型以间歇热多见,重者常有神志淡漠,听力减退,甚至谵妄、昏迷。较久者常有消瘦、贫血及营养不良性水肿等。

(2)过敏反应:以荨麻疹为常见,可伴有血管神经性水肿、淋巴结肿大与压痛等。

(3)消化道症状:可有食欲减退、腹痛、腹泻,肝脏肿大等。

(4)肺部表现:可有咳嗽、痰中带血等。

2. 慢性血吸虫病　无症状者仅在普查时发现,有症状者以腹痛、腹泻、消瘦、贫血、乏力、劳动力减退等为常见。

3. 晚期血吸虫病 临床上主要按其体征等将晚期血吸虫病分为巨脾型、腹水型、侏儒型,同一患者可兼有两种或两种以上的类型。

（1）巨脾型:95%以上患者肝脾均肿大,但以脾肿大尤为显著,可达脐或脐下,并越过中线,甚者可达盆腔。常伴有脾功能亢进。

（2）腹水型:为晚期血吸虫病肝功能失代偿的表现,腹水程度轻重不等,常因并发上消化道出血、肝性脑病或感染而死亡。

（3）侏儒型:儿童期反复感染血吸虫后,可严重影响生长发育,除血吸虫病表现外,患者身材呈比例性矮小,面容苍老,发育障碍,性器官不发育,第二性征缺如,但智力无减退。

4. 异位血吸虫病 虫卵沉积在门静脉系统以外脏器所引起的损害,以脑型和肺型的异位损害多见,出现脑膜脑炎症状或癫痫发作、肺间质性病变等。

【实验室检查】

1. 血象 急性期外周血象以嗜酸性粒细胞显著增多为其主要特点。白细胞总数在$10 \times 10^9/L$以上。嗜酸性粒细胞一般占20%～40%,最多可达90%以上。慢性血吸虫病一般轻度增多,在20%以内,而极重型急性血吸虫病患者常不增多,甚至消失。晚期患者常因脾功能亢进引起红细胞、白细胞及血小板减少。

2. 病原检查 粪便涂片检查虫卵、直肠黏膜活检等进行病原学检查,阳性结果有助于诊断。

3. 免疫学检查 皮内抗原试验:适用于筛选病人;环卵沉淀试验:有早期诊断价值;酶联免疫吸附试验:检测病人血清或体液中抗原量。

4. 肝功能检查 急性期血清丙氨酸氨基转移酶轻度增高,晚期 A/G＜1。

5. 影像学检查 可行 B 超、CT 扫描以判断肝硬化及其硬化程度。

【诊断与鉴别诊断】

（一）流行病史

有血吸虫疫水接触史,这是诊断的必要条件,要仔细追问。

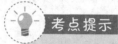
考点提示
血吸虫病的诊断依据

（二）临床特点

具有急性或慢性、晚期血吸虫病的症状和体征,如发热、皮炎、荨麻疹、腹痛、腹泻、肝脾大等。

（三）实验室检查

结合寄生虫学与免疫学检查指标进行诊断。粪便检出活卵或孵出毛蚴即可诊断。一般粪便检查的诊断方法有一定的局限性。免疫学方法特异、敏感性较高,血液循环抗原检测阳性均提示体内有活动成虫寄生。

急性血吸虫病易误诊为伤寒、阿米巴肝脓肿、粟粒性结核等。慢性血吸虫病肝脾大型应与无黄疸型肝炎鉴别,后者食欲减退、乏力,肝区疼痛与肝功能损害均较明显。血吸虫病患者有腹泻、便血、粪便孵化阳性,而且毛蚴数较多,易与阿米巴痢疾、慢性菌痢鉴别。晚期血吸虫病与门脉性及坏死后肝硬化的鉴别,前者常有慢性腹泻、便血史,门静脉高压引起巨脾与食管下段静脉曲张较多见,肝功能损害较轻,黄疸、蜘蛛痣与肝掌少见,但仍需多次病原学检查与免疫学检查才能鉴别。

【治疗】

(一)支持与对症疗法

急性期持续高热病人,可先用肾上腺皮质激素或解热剂缓解中毒症状和降温处理。对慢性和晚期患者,应加强营养给予高蛋白饮食和多种维生素,并注意对贫血的治疗,肝硬化有门脉高压时,应加强肝治疗,以及外科手术治疗。患有其他肠道寄生虫病者应驱虫治疗。

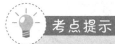

考点提示

血吸虫病的病因治疗

(二)病原治疗

目前国内外应用的是吡喹酮,口服后迅速吸收,1~2小时达到血药峰值。

1. 急性血吸虫病　总量按120mg/kg,6天分次服完,其中一半必须在前两天服完,体重超过60kg,按60kg计。

2. 慢性血吸虫病　成人总量按60mg/kg,2天内分4次服完,儿童体重30kg以内的总量可按70mg/kg,30kg以上者与成人剂量相同。

3. 晚期血吸虫病　适当减少总剂量,延长疗程为宜,以免引起中毒反应。

【预防】

(一)控制传染源

在流行区每年对居民、家畜(牛、猪、羊、马等)进行普查和普治,不漏治传染源。

考点提示

血吸虫病的主要预防措施

(二)切断传播途径

1. 加强粪便与水源的管理,努力做到粪便的无害化处理,防止人、畜粪便污染水源。

2. 灭螺是预防措施中的关键,摸清螺情,因地制宜,采用物理的、化学的方法灭螺,反复进行。

(三)保护易感人群

1. 加强卫生宣传教育　增强防病知识和自我保护能力。尽量避免接触疫水,特别要严禁儿童在疫水中戏水、玩耍。必要时做好个人防护,采用75%苯二甲酸丁酯乳剂或油膏涂在手脚皮肤上,保护时间4小时。

2. 口服药物预防　于感染季节对重流行区特定人群实施蒿甲醚口服预防,剂量为每次6mg/kg,1次顿服,每周1次,共7次,保护率可达100%。

🌐 **知识拓展**

1958年6月30日,《人民日报》报道江西省余江县消灭了血吸虫病。毛泽东同志看到这一消息,欣然命笔,写下了著名的诗篇——《送瘟神》:

> 绿水青山枉自多,华佗无奈小虫何?
> 千村薜荔人遗矢,万户萧疏鬼唱歌。
> 坐地日行八万里,巡天遥看一千河。
> 牛郎欲问瘟神事,一样悲欢逐逝波。
>
> 春风杨柳万千条,六亿神州尽舜尧。
> 红雨随心翻作浪,青山着意化为桥。
> 天连五岭银锄落,地动三河铁臂摇。
> 借问瘟君欲何往?纸船明烛照天烧。

(杨传林)

第二节 棘球蚴病

病例

> 患者张某,男,41岁,长期生活在四川若尔盖县牧区,感肝区不适、上腹胀痛1天入院。查体:肝脏肿大,肝区可触及囊性肿物。
>
> 请问:1. 该患者最大可能诊断是什么病?
>
>   2. 确诊还需做哪些检查?

棘球蚴病又称包虫病,因棘球绦虫的幼虫寄生到人体脏器或组织而引起的人兽共患寄生虫病。在我国有囊型包虫病及泡型包虫病两种。

一、囊型包虫病

囊型包虫病又称细粒棘球蚴病(CE),是因细粒棘球绦虫的幼虫寄生于人体肝脏、肺脏、肾脏、大脑等脏器或组织而引起的疾病。本病主要见于我国的牧区,如新疆、宁夏、青海、西藏、内蒙古自治区、甘肃、四川及陕西等省区。

【病原学】

细粒棘球绦虫成虫寄生在狗、狼等动物的小肠内。细粒棘球绦虫的终宿主和中间宿主广泛。在我国终宿主主要是狗,中间宿主主要是羊、牛、骆驼等。虫卵随犬粪排出体外,污染皮毛、牧场、蔬菜、水源等,被羊或人摄入后经消化液作用,在十二指肠内孵化成六钩蚴。六钩蚴穿入肠壁末梢静脉,随血流进入肝脏,发育成囊状的棘球蚴。受染动物的新鲜内脏被犬吞食后,囊中的头节在犬小肠内经3~10周发育为成虫,完成其生活循环。人若误食虫卵也可成为中间宿主,即患包虫病。

细粒棘球绦虫虫卵对外界抵抗力较强,在室温水中可存活7~16天,干燥环境可存活12天左右;在水果、蔬菜中不易被化学消毒剂杀死。棘球蚴在体内可存活数年至20年。

【流行病学】

（一）传染源

主要是感染棘球绦虫的犬、狼等动物。流行区犬感染率为30%~50%。绵羊是牧区主要的中间宿主,感染率达50%~90%。

（二）传播途径

人和流行区的狗密切接触,虫卵污染手经口感染。如犬粪中虫卵污染蔬菜、水源,也可导致感染。牧区狗、羊混居,狗粪污染羊皮,通过挤奶、剪毛、接羔、加工羊皮等也可感染。在干旱多风地区,虫卵随风飘扬吸入也有可能感染。

（三）易感人群

人群普遍易感,与环境和不良卫生习惯有关。多在儿童期感染至青壮年发病。以牧民或农民为多。男女发病无明显差异。

（四）流行特征

本病主要见于我国的牧区,如新疆、宁夏、青海、西藏、内蒙古自治区、甘肃、四川及陕西等省区。

【临床表现】

本病的潜伏期因寄生部位而异,在肝脏可长达数年至20年。

（一）肝棘球蚴病

最常见,早期可无任何症状,随着棘球蚴的增长,患者逐渐感肝区不适、上腹胀痛等,查体发现肝脏肿大,棘球蚴位于肝表面时可触及囊性肿物,有时还可触及包虫震颤。

（二）肺棘球蚴病

因肺组织较松软,包虫生长较快,故也常见。右肺下中叶多见于上中叶。症状不明显,往往需要胸部X线检查时才发现。有时也可出现胸部隐痛,刺激性干咳,血痰等症状,较大的棘球蚴可引起肺不张。棘球蚴可穿破支气管,引起急性咳嗽、呼吸困难、咳出大量粉皮样物及咯血,并发感染时可有发热。

（三）其他

脑包虫病发病率较低,在1%左右。以儿童多见,多位于顶叶,大多伴有肝或肺包虫。临床症状有头痛、视乳头水肿等颅内高压综合征,常有癫痫发作。脑电图可见局限性慢波,脑血管造影在大脑中动脉区显示球形无血管区,周围有蜘蛛痣足样血管弧形环抱。脑CT显示大的囊形阴影,有诊断价值。

此外,心包、脾脏、肾脏、骨骼等部位也可寄生棘球蚴,表现为占位性囊肿引起的压迫症状,几乎均伴有肝、肺包虫病。

【实验室检查】

（一）血常规检查

WBC数多在正常范围内,嗜酸性粒细胞轻度增高。并发细菌感染时,WBC总数和中性粒细胞增多。

（二）免疫学检查

1. 皮内试验　本实验简便、快速、阳性率可达到96%以上,可作为临床初筛检查,但可与肺吸虫病、绦虫病、肺结核等患者发生交叉反应,出现假阳性。

2. 血清免疫学实验　包括琼脂双向扩散试验、酶联免疫吸附试验、对流免疫电泳等,用已知的抗原检测可疑患者血清中的抗体,灵敏度与特异度较高。

（三）影像学检查

1. X线检查　肝影增大,膈肌抬高,囊壁钙化时可见圆形钙化边缘。胸部X线对肺包虫病有诊断价值,可见大小不一的孤立或圆形、椭圆形、边缘清晰的均质阴影。

2. B超检查　囊形包虫肝内可见液性暗区,内有闪光点或小圆形光圈。

3. CT检查　肝和肺包虫病CT可见圆形或卵圆形、边缘光滑、均质的低密度阴影。

【诊断与鉴别诊断】

凡在细粒棘球蚴病流行区有居住史,且与狗有密切接触史,包虫皮试和血清血试验阳性,提示有包虫病感染。如肝脏B超、CT扫描、胸部X线片、肺部CT扫描发现有囊形占位病变有助于诊断。肝包虫病需与先天性肝囊肿、胆管囊肿、肝血管瘤等鉴别。肺包虫病需与肺囊肿、肺结核鉴别。

【治疗】

（一）外科治疗

肝包虫和肺包虫病均应行内囊摘除手术,尤其是巨大包虫囊患者。手术时先抽吸囊液,再注入甲醛溶液杀死包虫,然后切开囊腔,取尽子囊,完整剥离出内囊,严防囊液外渗。术前服用阿苯达唑以杀死原头蚴,可防止播散与复发。

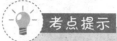

考点提示

手术治疗方法的程序是什么,化疗的首选药物是什么

（二）化学疗法

1. 阿苯达唑 为首选药物,该药在肠道内吸收好,有杀死原头蚴的作用,并可破坏生发层。剂量为 10 ～20mg/kg,分 2 次口服,疗程 1 个月。间隔半个月再重复治疗,总疗程 6 个月 ～2 年。该药主要用于不愿手术、不能手术或术后复发的患者。

2. 甲苯达唑 成人剂量 600mg,3 次／日,4 周为 1 疗程。间隔 1 ～2 周后重复治疗,一般需 3 ～4 个疗程。

【预防】

关键是预防狗类感染。广泛宣传养狗的危害,牧羊狗、警犬均应登记,野狗应捕杀,流行区的狗要普查普治,以控制传染源。病畜内脏要深埋,防止狗吞食。避免与狗接触,尤其是儿童。避免狗粪中的虫卵污染水源。加强卫生宣教,改善环境卫生,注意饮食卫生,不喝生水,不吃生菜。

二、泡型包虫病

泡型包虫病又称多房棘球蚴病,是多房棘球蚴绦虫的幼虫寄生于人体所致的疾病,幼虫主要寄生在肝脏,产生浸润-增殖性病灶,并通过血液循环转移至肺、脑等器官。因此有人称之为"恶性包虫病"。该病流行区域比较局限,多见于海拔高的寒冷地带,国内主要分布在西北的新疆、甘肃、四川西北部、西藏等地,为自然疫源性疾病。人因误食被虫卵污染的食物或水源而被感染,以农牧民与野外狩猎人员多见。终末宿主是狐狸和犬,中间宿主是人和啮齿动物。本病系经口传播,故加强个人及饮食卫生,对预防本病意义重大。

【临床表现】

本病在感染后 10 ～20 年才出现临床表现。

（一）肝泡型包虫病

主要临床表现:①单纯肝肿大型:肝区或右季肋部疼痛、食欲不振、腹胀、胆绞痛、消瘦等;②梗阻性黄疸型:肝脏明显肿大、质硬、表面可呈结节状部分患者可有脾脏肿大、腹水及其他门脉高压症的征象。

（二）肺泡型包虫病

病变可由肝右叶侵蚀横膈后达到右肺,或经血液循环引起。临床上可出现少量咯血,少数可并发胸腔积液。胸部 X 线摄片可见双肺大小不等的结节性病灶。

（三）脑泡型包虫病

颅内占位性病变为主,常出现局限性癫痫或偏瘫。

【诊断】

患者在病区与传染源有密切接触史,相应临床症状,结合实验室免疫学检查(包虫抗原皮内试验呈强阳性反应)、B 超检查(可见到密集光点及大小不等的光团,由中心坏死灶时可见到液性暗区)、CT 扫描检查(可见肝内实质性占位性病变,边缘不规则,肿块中心可见到坏死灶,病灶内可见到簇集性斑点状钙化阴影),可作出诊断。

【治疗】

早期诊断可采用阿苯达唑,剂量同前,疗程2~4年。该药可抑制泡球蚴生长,防止转移性病灶的发生。如病变局部发生,可考虑手术治疗。

【预防】

加强疫区人群的防治知识宣传。对流行区犬用吡喹酮进行普治。

 本章小结

　　本章列出蠕虫感染性疾病血吸虫病和棘球蚴病两种。血吸虫病是血吸虫寄生在门静脉系统所引起的疾病。急性期以发热、肝大、腹泻或痢疾样大便,血中嗜酸性粒细胞显著增多为主要表现;慢性期以腹泻与肝脾肿大为主要表现;晚期则以门静脉高压、巨脾和腹水为主要表现,潜伏期一般为23~73天。临床表现复杂多样,可分为急性、慢性、晚期和异位血吸虫病。治疗主要使用吡喹酮,口服吸收迅速,1~2小时达到血药峰值。棘球蚴病是棘球绦虫的蚴虫寄生于人体引起的寄生虫病,又称包虫病。临床表现早期无症状,随着病情的进展,病人出现消瘦、食欲减退、肝区疼痛等,晚期可出现黄疸、脾大、腹水等门脉高压的症状。最常见的感染部位为肝,其次为肺、脑等部位。临床上因而分为肝、肺、脑型,主要症状均是棘球蚴压迫周围和局部脏器而产生。根据流行病学资料、临床表现、影像学和免疫学结果作出诊断。治疗以手术为主,药物治疗可选用阿苯达唑等。

（杨　霖　赵继续）

 目标测试

A1 型题

1. 我国血吸虫病流行是由下列哪种血吸虫引起
   A. 曼氏血吸虫 　　　　　　B. 埃及血吸虫 　　　　　　C. 日本血吸虫
   D. 间插血吸虫 　　　　　　E. 湄公血吸虫

2. 血吸虫病的确诊可通过从大便中孵育出什么而获得
   A. 尾蚴 　　　　　　　　　B. 毛蚴 　　　　　　　　　C. 虫卵
   D. 成虫 　　　　　　　　　E. 幼虫

3. 血吸虫病发病机制中免疫复合物病变主要由下列哪项引起
   A. 幼虫表面的 Ca 激活剂 　　　　　B. 幼虫表面抗原激活淋巴细胞
   C. 成虫释放的循环抗原 　　　　　　D. 虫卵释放的可溶性抗原
   E. 尾蚴激活肥大细胞和嗜酸性粒细胞

4. 慢性与晚期血吸虫病的免疫病理变化属于
   A. Ⅰ型变态反应 　　　　　　B. Ⅱ型变态反应
   C. Ⅲ型变态反应 　　　　　　D. Ⅳ型变态反应
   E. Ⅴ型变态反应

5. 感染血吸虫后获得的免疫力(带虫免疫)仅对下列哪项有一定的效果

A. 再感染　　　　　　　B. 体内成虫　　　　　　C. 体内虫卵

D. 体内幼虫　　　　　　E. 体外虫卵

6. 下列实验可作为血吸虫活动性感染的依据的是

A. 皮内实验　　　　　　　B. 环卵沉淀试验　　　　　C. 间接血凝试验

D. 酶联免疫吸附试验　　　E. 循环抗原酶免疫法

7. 细粒棘球蚴病主要的传染源是

A. 狗　　　　B. 狼　　　　C. 狐　　　　D. 羊　　　　E. 患者

8. 细粒棘球蚴主要侵犯

A. 肺　　　　B. 脑　　　　C. 肠道　　　　D. 肝脏　　　　E. 肾

9. 引起人类棘球蚴病的绦虫是除外下列各项中的哪一项

A. 多房棘球绦虫　　　　　　　　B. 猪带绦虫

C. 细粒绦虫　　　　　　　　　　D. 伏氏棘球绦虫

E. 少节棘球绦虫

10. 脑细粒棘球蚴病在儿童中多见,病变最常见于

A. 顶叶　　　B. 脑干　　　C. 小脑　　　D. 枕叶　　　E. 颞叶

11. 治疗棘球蚴病首选的药物是

A. 吡喹酮　　　　　　　B. 硫氯酚　　　　　　　C. 阿苯达唑

D. 槟榔　　　　　　　　E. 甲苯达唑

B1 型题

(12~15 题共用备选答案)

A. 虫卵　　　　　　　　B. 循环抗原　　　　　　C. 尾蚴

D. 幼虫　　　　　　　　E. 毛蚴

12. 由血吸虫成虫分泌,可引起免疫复合物病

13. 其分泌的抗原可吸引大量单核细胞及嗜酸性粒细胞形成肉芽肿

14. 可引起肺部病变,重者可发生"出血性肺炎"

15. 引起蚤咬样红色皮疹

(16~17 题共用备选答案)

A. 肝和结肠　　　　　　B. 肺和脑　　　　　　　C. 心和肾

D. 脾　　　　　　　　　E. 皮肤

16. 血吸虫病最常见的病变部位是

17. 异位血吸虫病最常累及的器官是

第六章 原虫感染性疾病

疟 疾

学习目标

1. 掌握:疟疾的临床表现和治疗方法。
2. 熟悉:疟疾的病原学、流行病学、诊断和鉴别诊断。
3. 了解:疟疾的实验室检查。
4. 学会开展农村社区常见原虫性疾病防治及健康教育的方法。

病例

患者兰某,男,40岁,农民,辽宁省人。该患者于2009年8月15日开始出现发热、寒战、出汗等症状,开始时隔天发热(下午2点左右开始发热),体温40℃左右。8月15日至9月15日期间在多家基层医疗机构治疗未见好转,2009年9月15日到某市中心医院就诊,经血检检出疟原虫,随即转入该市传染病医院住院治疗,经注射蒿甲醚80mg(首日倍量)治疗,症状好转,于2009年9月25日出院。

请问:1. 该患者诊断为哪型疟疾,诊断依据是什么?
　　　2. 治疗原则如何?该如何预防?

疟疾是疟原虫寄生于人体红细胞所引起的传染病。经疟蚊叮咬或输入带疟原虫者的血液而感染。其临床特点为间歇性、周期性、发作性的寒战、高热,继以大汗而缓解,可有脾大与贫血。不同的疟原虫分别引起间日疟、三日疟、恶性疟及卵圆疟。

【病原学】

疟原虫在人体内的发育增殖按疟原虫在人体内发育增殖分为两个时期,即寄生于肝细胞内的红细胞外期和寄生于红细胞内的红细胞内期。

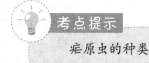

考点提示

疟原虫的种类

红细胞外期:当受染的雌性按蚊吮吸人血时,疟原虫子孢子随蚊唾液进入人体血液循环侵入肝细胞,速发型子孢子即进行裂体增殖,长成裂殖子进入血流,进入血流的裂殖子部分被吞噬细胞吞噬杀灭,部分侵入红细胞并在其内发育增殖。

红细胞内期:裂殖子侵入红细胞内,进行裂体增殖,先后发育为小滋养体、大滋养体、裂殖体、裂殖子,红细胞破裂后释放大量裂殖子,临床疟疾发作;小部分裂殖子侵入其他红细胞重复上述裂体增殖,引起疟疾间歇性发作;上述裂殖体增殖 3~4 代后,部分裂殖子分别发育成雌、雄配子体,如配子体被雌性按蚊吸入胃内,则在蚊体内进行有性生殖。

疟原虫在蚊体内的发育阶段:雌性按蚊叮咬疟疾患者,雌、雄配子体进入蚊胃内,雄配子体的核很快分裂,并由胞浆向外伸出 4~8 条鞭毛状细丝,碰到雌配子体即进入,雌雄结合成为圆形的合子,合子很快变成能蠕动的合子。它穿过胃壁,在胃壁外弹力纤维膜下发育成囊合子,囊内核和胞浆进行孢子增殖。孢子囊成熟,内含上万个子孢子,囊破孢子逸出,并进入唾液腺,待此按蚊叮人时子孢子即随唾液进入人体(图6-1-1)。

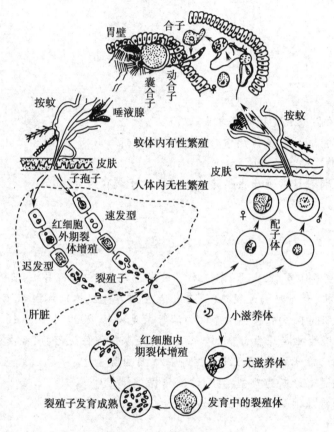

图 6-1-1　疟原虫生活史

【流行病学】

传染源是患者及无症状带虫者。传播途径主要是经含有孢子的雌性按蚊叮咬皮肤传播。人群对疟疾普遍易感,感染后短暂免疫力,各型疟疾之间无交叉免疫。流行特征主要为夏秋季发病较多,我国以间日疟为主。

【临床表现】

潜伏期包括整个红外期和红内期的第一个繁殖周期。一般间日疟、卵形疟 14 天,恶性疟 12 天,三日疟 30 天。

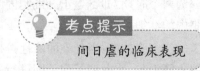

考点提示

间日虐的临床表现

1. 间日疟　多急性起病,初次感染者常有前驱症状,如乏力、倦怠,头痛,四肢酸痛,食欲不振,腹部不适或腹泻,不规则低热。一般持续 2~3 天。长者 1 周,随后转为典型发作。

分为三期：

（1）发冷期：骤感畏寒，先为四肢末端发凉，全身发冷。皮肤起鸡皮疙瘩，口唇，指甲发绀，颜面苍白，全身肌肉关节酸痛。进而全身发抖，牙齿打颤，有的人盖几床被子不能缓解，持续约 10 分钟，乃至一小时许，寒战自然停止，体温上升。此期患者常有重病感。

（2）发热期：冷感消失以后，面色转红，紫绀消失，体温迅速上升，通常发冷越显著，则体温就愈高，可达 40℃ 以上。高热患者痛苦难忍。可辗转不安，呻吟不止；或谵妄，甚至抽搐或不省人事；或剧烈头痛，顽固呕吐。患者面赤、气促；结膜充血；皮灼热而干燥；脉洪而速；尿短而色深，多诉说心悸口渴，欲冷饮，持续 2 ~ 6 小时，个别达 10 余小时。发作数次后唇鼻常见疱疹。

（3）出汗期：高热后期，颜面手心微汗，随后遍及全身，大汗淋漓，衣服湿透，约 2 ~ 3 小时体温降低，常至 35.5℃。患者感觉舒适，但十分困倦，常安然入睡。一觉醒来，精神轻快，食欲恢复，又可照常工作。此刻进入间歇期。

2. 三日疟　发作与间日疟相似，但为三日发作一次，发作多在早晨，持续 4 ~ 6 小时。脾大贫血较轻，但复发率高，且常有蛋白尿，尤其儿童感染，可形成疟疾肾病。三日疟易混合感染，此刻病情重很难自愈。

3. 卵形疟　与间日疟相似，但症状轻，发作持续时间较短。

4. 恶性疟　起病缓急不一，临床表现多变，其特点：①起病后多数仅有冷感而无寒战。②体温高，热型不规则。初起常呈间歇发热或不规则，后期持续高热，长达 20 余小时，甚至一次刚结束，接着另一次又发作，不能完全退热。③退热出汗不明显或不出汗。④脾大、贫血严重。⑤可致凶险发作。⑥前驱期血中即可检出疟原虫。

5. 凶险型疟疾　多由恶性疟疾引起，偶可因间日疟或三日疟发生，多见于脑型疟疾。以谵妄和昏迷为主要症状，常有剧烈头痛、烦躁不安、抽搐、精神错乱，多数有高热，脑膜刺激征阳性，严重者可发生脑水肿、脑疝、呼吸衰竭而死亡。

6. 常见的特殊类型　有输血疟疾和婴幼儿疟疾。

7. 再燃与复发　再燃由血液中残存的疟原虫引起，于痊愈后 1 ~ 4 周出现；因疲劳、受凉等机体免疫力减退时，于初病痊愈半年后再发作，称为复发，是肝细胞内疟原虫再次侵入细胞引起，但症状较轻。

8. 并发症　黑尿热为常见的并发症，系突然发生的一种急性血管内溶血，表现为急性寒战、高热、腰痛、酱油色尿、贫血、黄疸，严重者可发生急性肾功能衰竭。

【实验室检查】

1. 血常规　可有红细胞和血红蛋白降低，白细胞正常或减少，但嗜酸性粒细胞可增高。

2. 疟原虫检查　血液涂片：查到疟原虫是确诊的最可靠依据；骨髓穿刺涂片：阳性率高于外周血液涂片。

3. 免疫学检查　可用间接血凝试验、间接荧光抗体试验与酶联免疫吸附试验等检测抗疟抗体，阳性率可达 90% 左右，一般用于流行病学检查。

【诊断与鉴别诊断】

（一）诊断

1. 流行病学资料　是否有在疟疾流行区域居住史，有否蚊虫叮咬史，近期有无输血史，近年有无疟疾发作史。

2. 临床表现　有典型的临床表现可初步诊断。但初期发病及恶性疟要注意鉴别。疟

考点提示

疟疾的确诊依据

疾多次发作后,多有脾肿大和贫血。脑型疟多急起高热寒战,昏迷与抽搐等。流行区域婴幼儿突然高热、寒战、昏迷,也应考虑本病。

3. 实验室检查

(1)血常规:可有红细胞和血红蛋白降低,白细胞正常或减少,但嗜酸性粒细胞可增高。

(2)疟原虫检查:血液涂片:查到疟原虫是确诊的最可靠依据;骨髓穿刺涂片:阳性率高于外周血液涂片。

(3)免疫学检查:可用间接血凝试验、间接荧光抗体试验与酶联免疫吸附试验等检测抗疟抗体,阳性率可达90%左右,一般用于流行病学检查。

(二)鉴别诊断

1. 一般非典型疟疾

(1)败血症:也有急起高热、寒战,但无规律,全身症状严重而无缓解。可有原发局灶性或转移性化脓病灶,白细胞总数及中性粒细胞增高,血培养有病原菌生长。

(2)钩端螺旋体病:本病流行多在秋收季节,一般有参加农业劳动或接触疫水的经历。临床典型症状"寒热酸痛一身乏,眼红腿痛淋巴大"可供鉴别,白细胞总数及中性粒细胞增高。

(3)丝虫病:鉴别主要依离心性淋巴管炎,血片中找到微丝蚴。

(4)伤寒、副伤寒:一般起病缓慢,持续高热,常无寒战及大汗,相对缓脉,玫瑰疹,白细胞减少,嗜酸性粒细胞消失,肥达反应阳性,血培养可有病原菌生长。

(5)急性血吸虫病:来自疫区或近期接触过疫水,有皮疹,嗜酸性粒细胞明显增高,血吸虫皮试阳性,大便孵化阳性,即可确诊为血吸虫病。

2. 脑型疟疾

(1)流行性乙型脑炎:当地有该病流行,一般无寒战与大汗,脾不大,无贫血,白细胞增高反复血片检查找不到疟原虫。

(2)中毒性菌痢:血中白细胞增多且中性粒细胞增加,大便检查有痢疾变化。

3. 黑尿热 应与急性溶血性贫血鉴别,如蚕豆病,阵发性血红蛋白尿,溶血前常无发热。

【治疗】

在疟疾的治疗中,最重要的是杀灭红细胞内的疟原虫。

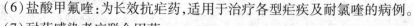

考点提示

疟疾的病原治疗

(一)抗疟原虫治疗

1. 杀灭红细胞内裂体增殖疟原虫的药物

(1)磷酸氯喹:简称氯喹,该药对红细胞内裂殖体有迅速较强的杀灭作用,口服吸收快,排泄慢,作用持久,是控制疟疾发作的首选药物。

(2)青蒿素:该药作用于原虫膜系结构,损害核膜,线粒体外膜而起到抗疟作用,适用于凶险疟疾的抢救。

(3)磷酸咯萘啶:用于恶性疟的治疗,该药与氯喹无交叉耐药性,副作用少。

(4)哌喹:作用类似氯喹,为长效抗虐药。

(5)盐酸氨酚喹啉:也称阿莫地喹,作用与氯喹相似,可引起粒细胞减少,出现不良反应立即停药。

(6)盐酸甲氟喹:为长效抗疟药,适用于治疗各型疟疾及耐氯喹的病例。

(7)耐药感染者应联合用药。

2. 杀灭红细胞内配子体和迟发型子孢子的药物

（1）磷酸伯氨喹：简称伯氨喹或伯喹，此药能杀灭红细胞外期原虫及配子体，可防止复发和传播。

（2）他非诺喹：也叫特芬喹，为美国研制的新药，成人每天口服 300mg，连服 7 天，效果良好。

3. 凶险发作的抢救　原则是：迅速杀灭疟原虫无性体，改善微循环，防止毛细血管内皮崩裂，维持水电解质平衡和对症治疗。

（1）快速高效抗疟药：可选用蒿甲醚、青蒿琥酯、磷酸咯萘啶等。

（2）其他治疗：①循环功能障碍者，按感染性休克处理；②高热惊厥者，给予物理、药物降温及镇静止惊；③脑水肿应脱水，心肺水肿应强心利尿，呼衰应用呼吸兴奋剂或人工呼吸器；④黑尿热则首先停用奎宁及伯喹，给以激素，碱化尿液，利尿等。

（二）治疗方案

1. 间日疟的治疗　氯喹加伯氨喹：氯喹口服总剂量 1200mg，第 1 日 600mg 顿服，或分 2 次服，第 2、3 日各服 1 次，每次 300mg；同时口服伯氨喹，1 次/日，每次 22.5mg，连服 8 日，总剂量 180mg。

2. 恶性疟的治疗　选用以下一种方案

（1）青蒿琥酯片加阿莫地喹片：口服总剂量青蒿琥酯和阿莫地喹各 12 片（青蒿琥酯每片 50mg，阿莫地喹每片 150mg），每日顿服各 4 片，连服 3 日。

（2）双氢青蒿素哌喹片：口服总剂量 8 片（每片含双氢青蒿素 40mg，哌喹 320mg），首剂 2 片，首剂后 6～8 小时、24 小时、32 小时各服 2 片。

（3）复方磷酸萘酚片：口服总剂量 8 片（每片含萘酚喹 50mg，青蒿素 125mg），一次服用。

（4）复方青蒿素片：口服总剂量 4 片（每片含青蒿素 62.5mg，哌喹 375mg），首剂 2 片，24 小时后再服 2 片。

3. 重症疟疾的治疗　选用以下一种方案

（1）蒿甲醚注射剂：肌内注射 1 次/日，每次 80mg，连续 7 日，首剂加倍。若病情严重时，首剂给药后 4～6 小时可再肌注 80mg。

（2）青蒿琥酯注射剂：静脉注射 1 次/日，每次 60mg，连续 7 日，首剂加倍。若病情严重时，首剂给药后 4～6 小时，可再静脉注射 60mg。

采用上述两种注射疗法治疗，患者病情缓解并且能够进食后，改用 ACT（青蒿素类复方药品）口服剂型，再进行一个疗程治疗。

（3）咯萘啶注射剂：肌注或静脉滴注，总剂量为 480mg。1 次/日，每次 160mg，连续 3 日。需加大剂量时，总剂量不得超过 640mg。

4. 孕妇疟疾的治疗　孕妇患间日疟可采用氯喹治疗。孕期 3 个月以内的恶性疟患者可选用哌喹，孕期 3 个月以上的恶性疟患者采用 ACT 治疗。孕妇患重症疟疾应选用蒿甲醚或青蒿琥酯注射剂治疗。

5. 间日疟休止期根治　伯氨喹：口服总剂量 180mg，1 次/日，每次 22.5mg，连服 8 日。

（三）对症及支持治疗

1. 卧床休息。

2. 酌情补液，营养支持。

3. 寒战时注意保暖，大汗时及时擦干，随时更换汗湿的衣服、被褥；高热时采用物理降温，过高热时可适量使用药物降温。

4. 凶险发热者应严密观察病情,及时发现生命体征的变化,做好基础护理。

5. 按虫媒传染病进行隔离,患者所用的注射器要洗净消毒。

【预防】

（一）管理传染源

建立健全疫情报告制度,根治疟疾现症患者及带疟原虫者。在发病率较高的地区,可考虑对15岁以下儿童或全体居民进行抗复发治疗。

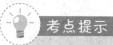

考点提示

疟疾的主要预防措施

（二）切断传播途径

主要是消灭按蚊,防止被按蚊叮咬。灭蚊主要是消除蚊子的孳生地,如消除积水,大面积使用灭蚊剂。加强个人防护,如使用纱门、纱窗、蚊帐及驱蚊剂等。

（三）保护易感人群

1. 药物预防　高发区对外来人员及本地居民进行整个流行季节定期酌情选用抗疟药。成人常用药物有哌喹、氯喹、乙胺嘧啶、多西环素。孕妇、儿童宜服用氯喹预防。

2. 疫苗预防　抗子孢子疫苗和基因疫苗,因疟原虫的抗原具有多样性,目前尚在研制试用中。

 本章小结

　　疟疾是疟原虫寄生于人体红细胞所引起的传染病。经疟蚊叮咬或输入带疟原虫者的血液而感染。临床特点为间歇性、周期性、发作性的寒战、高热,继以大汗而缓解,可有脾大与贫血。不同的疟原虫分别引起间日疟、三日疟、恶性疟及卵圆疟。一般间日疟、卵形疟14天,恶性疟12天,三日疟30天。间日疟多急性起病,复发者尤然。分为发冷期、发热期、出汗期。三日疟发作与间日疟相似,但为三日发作一次,发作多在早晨,持续4~6小时。在疟疾的治疗中,最重要的是杀灭红细胞内的疟原虫。

（杨传林）

目标测试

A1 型题

1. 疟原虫感染人体的阶段是

　　A. 裂殖体　　　　　　　　B. 感染性子孢子　　　　　C. 裂殖子

　　D. 环状体　　　　　　　　E. 配子体

2. 蚊虫叮咬人体时,随蚊唾液进入人体的是

　　A. 裂殖体　　　　　　　　B. 裂殖子　　　　　　　　C. 配子体

　　D. 动合子　　　　　　　　E. 子孢子

3. 环状体出现在下述哪个部位

　　A. 肝细胞学　　　　　　　B. 蚊子的唾液中　　　　　C. 红细胞

　　D. 单核细胞　　　　　　　E. 均可发现

4. 在热带地区,疟疾流行的季节主要是

　　A. 夏季　　　　　　　　　B. 秋季　　　　　　　　　C. 夏秋季

D. 春末夏初季　　　　　　　　E. 无季节限制

5. 感染性按蚊在疟原虫生活史中是
    A. 第一中间宿主　　　　　　　　B. 第二中间宿主
    C. 终宿主　　　　　　　　　　　D. 长期储存宿主
    E. 中间宿主

6. 疟疾所致的寒战、高热、出汗是由于
    A. 疟原虫的量多
    B. 疟原虫寄生在红细胞内生长
    C. 大量裂殖子、疟色素和代谢产物从红细胞破裂入血
    D. 毒素
    E. 疟原虫寄生在肝细胞内生长

7. 间歇性发热半个月,血涂片发现疟原虫,患者最明显的体征是
    A. 黄疸　　　　　　　B. 肝脏肿大　　　　　　　C. 脾脏肿大
    D. 唇周疱疹　　　　　E. 贫血

8. 引起临床上凶险发作最常见的疟原虫是
    A. 间日疟原虫　　　　　B. 三日疟原虫　　　　　　C. 恶性疟原虫
    D. 卵形疟原虫　　　　　E. 以上均可

9. 疟疾的发作具有周期性,其间歇期的长短取决于
    A. 侵入的子孢子数量　　　　　　B. 子孢子在肝细胞内发育的时间
    C. 裂殖体在红细胞内发育的时间　D. 机体免疫力强弱
    E. 疟原虫毒力强弱

10. 脑型疟疾与中毒性菌痢鉴别的要点为
    A. 季节　　　　　　　B. 症状　　　　　　　　C. 脑脊液变化
    D. 肛拭或灌肠大便常规检查　E. 脑膜刺激征

11. 关于疟疾的流行病学下列错误的是
    A. 传染源包括病人和带虫者　　　B. 经按蚊或输血传播
    C. 感染后可获稳固免疫力　　　　D. 夏秋季节多见
    E. 流行地区儿童发病率较高

12. 疟疾的临床特征下列错误的是
    A. 周期性发作的寒战、高热、大汗　B. 贫血脾肿大
    C. 肝脏轻度肿大,压痛,ALT 可增高　D. 恶性疟贫血较其他疟疾明显
    E. 间日疟和恶性疟常有复发

13. 在疟疾的表现中(典型),下列错误的是
    A. 定时性,周期性寒热,大汗发作　B. 有完全缓解间歇
    C. 脾肿大　　　　　　　　　　　D. 白细胞增多,中性粒细胞升高
    E. 贫血

14. 疟疾典型临床发作的机制是由于
    A. 疟原虫在肝细胞内增殖　　　　B. 疟原虫在红细胞内增殖
    C. 大量裂殖子入血　　　　　　　D. 裂殖子及其代谢产物释放入血
    E. 大量配子体入血

15. 关于疟原虫,下列论述错误的是
    A. 间日疟原虫、卵型疟原虫和三日疟原虫感染常有复发
    B. 疟原虫在人体内发育有红细胞内和肝细胞内两个阶段
    C. 人是疟原虫中间宿主,蚊是疟原虫终末宿主
    D. 子孢子为疟原虫感染型
    E. 疟原虫在蚊体内进行的是无性繁殖

16. 下列药物中可用于疟疾易感者的预防性服药,除外
    A. 氯喹　　　　　　　B. 甲氟喹　　　　　　C. 乙胺嘧啶
    D. 多西环素　　　　　E. 伯氨喹

17. 疟疾的预防下列不正确的是
    A. 根治带疟原虫者　　　　　　　B. 灭蚊,防蚊
    C. 注射免疫球蛋白　　　　　　　D. 根治现症病人
    E. 对高疟区人群可预防服药或疫苗注射

A2 型题

18. 男,25 岁,3 周前自非洲援外归国,高热 1 周,伴畏寒、寒战,疑为疟疾,氯喹治疗 3 天,病情无好转,下列处理较合适的是
    A. 加大氯喹剂量　　　　B. 联合应用伯氨喹　　　C. 乙胺嘧啶
    D. 甲氟喹　　　　　　　E. 氯喹　乙胺嘧啶

19. 男,20 岁,间歇性畏寒、寒战、发热半年,约每月发作一次,每次持续 7~10 天,近一日出现面部水肿,尿量减少,血压升高,尿蛋白,尿红细胞 3~6 个/Hp,血涂片发现间日疟原虫,应诊断为
    A. 疟疾　　　　　　　　　　　B. 肾病综合征
    C. 疟疾并发急性肾小球肾炎　　D. 疟疾并发肾病综合征
    E. 疟疾急性肾盂肾炎

20. 男,24 岁,从海南打工回家,间歇畏寒、寒战、发热,热退大汗,间歇期一般情况良好,初步诊断为疟疾,为进一步确诊,下列什么时期采血涂片找疟原虫阳性率最高
    A. 高热期　　　　　　B. 寒战发热期　　　　C. 大汗期
    D. 抽搐、昏迷期　　　E. 间歇期

21. 男,17 岁,间歇性畏寒、高热、大汗近 1 周,血红蛋白减低,白细胞计数正常,分类大单核细胞增多,本例最可能发现阳性结果的试验是
    A. 骨髓培养　　　　　B. 肝胆 B 超　　　　　C. X 线胸片
    D. 血或骨髓涂片找病原体　　　E. 血培养

22. 患者间日寒战、高热、大汗发作 7 天,脾在肋下 1.5cm,质硬,血中查到间日疟原虫,患者 10 个月前曾有类似症状未经治疗,10 天后自行缓解,应考虑为
    A. 输血疟疾　　　　　B. 新发疟疾病人　　　C. 疟原虫携带者
    D. 复发　　　　　　　E. 再燃

23. 男,24 岁,1 年前经常出现寒战、发热、头疼,退热时大汗淋漓,退热后体温恢复正常,自觉明显好转,每 2 天发作 1 次,而近半年左右发作停止。体检发现脾脏肿大,血涂片检查有间日疟原虫,应给予下列何种治疗
    A. 氯喹　米帕林　　　B. 米帕林　伯氨喹　　C. 乙胺嘧啶　伯氨喹

D. 磺胺类　　　　　　　　E. 氯喹　伯氨喹

24. 男,25岁,突起高热、抽搐、昏迷、颈硬,贫血、脾肿大,血压正常,白细胞计数正常,最可能的诊断是

　　A. 脑型疟疾　　　　　　B. 流行性乙型脑炎　　　C. 中毒性菌痢

　　D. 中暑　　　　　　　　E. 流行性脑脊髓膜炎

25. 8月份,成年男性患者,急起畏寒、寒战、发热,实验室检查:WBC 3.8×10^9/L, N 0.65,L 0.30,M 0.05,Hb 80g/L,最可能的诊断是

　　A. 中毒性菌痢　　　　　B. 败血症　　　　　　　C. 疟疾

　　D. 肾综合征出血热　　　E. 流行性乙型脑炎

26. 10月份,一农民患者急性畏寒、发热,间日发作一次约10天,体查:贫血貌,肝在肋下2cm,血片检查发现间日疟原虫,追问病史,2个月前曾有类似发作6~7次,未予治疗,最可能的解释是

　　A. 疟疾远期复发　　　　　　　　B. 两种疟原虫混合感染

　　C. 新近感染疟疾　　　　　　　　D. 恶性疟疾

　　E. 疟疾近期复发

27. 男,30岁,1周前急起不规则畏寒、寒战、高热,剧烈头疼、呕吐,血片中发现疟原虫,经服氯喹总剂量2.5克,疟疾无缓解,应选择以下治疗方案,但除外

　　A. 硫酸喹宁　伯氨喹　　　　　　B. 磺胺林　伯氨喹

　　C. 青蒿素　伯氨喹　　　　　　　D. 乙胺嘧啶　伯氨喹

　　E. 盐酸甲氟喹　伯氨喹

A3/A4 型题

(28~30题共用题干)

女,26岁,新婚4个月,间歇性畏寒、高热,大汗后缓解,隔日1次,已有半个月。体查:脾脏肿大,余未见异常,血象:WBC 4~5×10^9/L,N 0.65,L 0.30,Hb 100g/L,平常月经正常,现已停经2个月,儿时有蚕豆病史

28. 患者发热最可能的原因是

　　A. 急性血吸虫病　　　　B. 伤寒　　　　　　　　C. 革兰阴性细菌败血症

　　D. 疟疾　　　　　　　　E. 恶性组织细胞增生症

29. 为了确诊,首先检测的是

　　A. 血涂片找病原体　　　B. 骨髓培养　　　　　　C. 肥达反应

　　D. 血培养　　　　　　　E. 尿常规

30. 最好的治疗措施是

　　A. 氯喹　伯氨喹　　　　B. 奎宁　　　　　　　　C. 奎宁　伯氨喹

　　D. 乙胺嘧啶　　　　　　E. 氯喹

B1 型题

(31~35题共用备选答案)

　　A. 48 小时　　　　　　　B. 72 小时　　　　　　　C. 36~48 小时

　　D. 无规律　　　　　　　E. 24 小时

31. 三日疟的发作周期是

32. 恶性疟的发作周期是

33. 间日疟的发作周期是
34. 卵型疟的发作周期是
35. 脑型疟的临床症状发作周期是

(36～40题共用备选答案)

　　A. 肝细胞性黄疸　　　　　B. 溶血性黄疸　　　　　C. 梗阻性黄疸
　　D. 先天性黄疸　　　　　　E. 生理性黄疸

36. 疟疾引起的黄疸是
37. 壶腹癌引起的黄疸是
38. 乙型肝炎引起的黄疸是
39. 吃胡萝卜、橘子引起的黄疸是
40. Roter 综合征引起的黄疸是

实 训 指 导

实训1　参观传染病房及穿脱隔离衣和洗手方法

【目的要求】

1. 了解　传染病房的分区及传染病房的设施,能够辨别传染病房的清洁区、污染区及半污染区。

2. 熟练　正确地穿脱隔离衣。

3. 掌握　手部皮肤的清洁和消毒方法。

【实训准备】

1. 环境　传染病房或传染病院。

2. 消毒、隔离录像。

3. 隔离衣(隔离衣、挂衣架、手消毒设备、污物袋)。

【实训学时】

2 学时。

【目的要求】

(一) 实训方法

1. 观看消毒、隔离录像。

2. 练习穿脱隔离衣(实训表1)。

3. 参观传染病病房。

4. 手部皮肤的清洁和消毒(实训表2)。

(二) 实训结果

1. 能正确穿脱隔离衣。

2. 知晓传染病房的分区,对传染病房的设施有一定了解,能够辨别传染病房的清洁区、污染区及半污染区。

3. 能正确进行手部皮肤的清洁和消毒。

【实训评价】

写出实训报告(包括实训内容、操作方法及体会)

实训表1　脱隔离衣法

操作步骤	操作要点
穿隔离衣	
操作准备	着装整洁,洗手、戴口罩、戴帽子,取下手表,卷袖过肘

操作步骤	操作要点
取隔离衣	手持衣领取下隔离衣(衣领和隔离衣内面为清洁面),将隔离衣污染面向外,衣领两端向外折齐,对齐肩缝,露出袖癥,使清洁面向着操作者
穿上衣袖	一手持衣领,另一手伸入袖内,举起手臂,将衣袖穿上,换手持衣领,依上法穿好另一袖
扣上扣子	两手由衣领中部开始,由前向后理顺领边,扣上领扣,系上袖带
系上腰带	从腰部自一侧衣缝向下约5cm处将隔离衣后身向前拉,见到衣边则捏住,再依法将另一边捏住;两手在背后将边缘对齐,向一侧折叠,按住折叠处,将腰带在背后交叉,回到前面打一活结
脱隔离衣法	
解开腰带	在前面打一活结
解开袖口	在肘部以上部分衣袖塞入工作衣袖内
消毒双手	按刷手法消毒双手
解开领口	双手消毒后,解开领扣
脱去衣袖	一手伸入另一侧袖口内,拉下衣袖过手(用清洁手拉袖口内的清洁面),再用衣袖遮住的手在外面拉下另一衣袖,并将腰带活结松开,两手在袖内使袖子对齐,双臂逐渐退出,脱去隔离衣
整理衣物	双手持衣领,将隔离衣两边对齐,挂在衣钩上(挂在污染区时污染面朝外,挂在半污染区时清洁面朝外)不再穿的隔离衣,脱下后清洁面向外,卷好投入污物袋中

实训表2　消毒刷手操作规程

操作步骤	操作要点
湿润双手	用流水湿润双手
刷洗双手	手刷蘸消毒液,按前臂、腕部、手背、手掌、手指、指缝、指甲顺序彻底刷洗。同法换另一侧手,反复刷洗两次,共刷2分钟
流水冲洗	使污水从前臂流向指尖
擦干双手	用小毛巾自上而下擦干双手,或用烘干机吹干

(杨　霖)

实训2　病毒性肝炎

【目的和要求】

1. 通过病案讨论进一步掌握疾病诊断的思维方法。

2. 学会正确的病史采集、体检方法。

3. 病毒性肝炎的临床特点,提出初步诊断,拟定处理措施、预防方案。

【实践地点】

传染病医院、医院传染科或实验室。

【实训学时】

1 学时。

【实践方法】

1. 教师介绍病案并对重要病史及临床表现进行提示。

2. 学生每 2 人一组对病案进行分析、讨论,提出诊断及诊断依据并拟订治疗和预防措施。

3. 推举 3~4 名学生说明分析、讨论结果。

4. 在教师引导下集体对病案进行分析、讨论。

【病例讨论】

李某,男,36 岁,公务员,福建龙岩人。因乏力、食欲减退 20 天,眼黄、尿黄半个月,于 2012 年 10 月 26 日入院。

患者半个月来自感乏力,四肢酸软,胃纳减退,厌油,胃脘部胀满,8 天前见尿色加深似浓茶样,继而发现眼白发黄而来医院就诊。经肝功能检查,诊断急性黄疸型肝炎而住院。

平素体健,有抽烟、饮酒嗜好,家庭成员无肝炎病史。经常在外就餐,半年内无注射史及服用损肝药物史。

体格检查:T 36.8℃,BP 120/180mmHg。发育正常,营养良好,急性病容,神志清,步入病房,检查合作。全身皮肤及巩膜中度黄染,无皮疹及出血点;全身淋巴结不肿大,五官正常,颈软;心肺无特殊,腹平软,肝上界位于第 6 肋间,肋下 1.5cm,质软有轻度压痛,脾肋下刚触及,无移动性浊音,肠鸣音正常。

实验室检查:尿胆红素阳性,黄疸指数 48U,SGPT 200U 以上。查血清胆红素 131.67μmol/L,硫酸锌浊度 11U,总蛋白 66g/L,白蛋白 38g/L,球蛋白 28g/L,总胆固醇 1.99mmol/L,AKP18 金氏单位,HBsAg 阳性,α-FP 阴性。WBC 9.7×10^9/L,N 0.66,L 0.30,E 0.02,M 0.02,PLT 162×10^9/L。

问题:要求写出诊断、诊断依据、治疗及预防措施。

【分析总结】

分组讨论,带教老师进行讲评、总结,完成一份完整病历及病历摘要。

(曹文元)

实训 3　细菌性痢疾

【实训目的】

1. 通过病案讨论进一步掌握疾病诊断的思维方法。

2. 学会正确的病史采集、体检方法。

3. 细菌性痢疾的临床特点,提出初步诊断,拟定处理措施、预防方案。

【实训准备】

1. 典型案例

患儿,女,5 岁,因高热、惊厥、四肢发凉 9 小时入院。患儿的母亲陈述其病史,患儿入院前 9 小时骤起寒战,高热,约 3 小时后两眼上翻,面肌及四肢强直性抽搐,神志不清,即来院急诊。门诊温盐水灌肠洗出黏液便少许,镜检见红细胞少许,白细胞、脓细胞（＋）,并送细菌培养。起病以来未解小便。既往身体健康,无高热、惊厥史、脱水。体格检查:T 39.9℃（肛）,P 154 次/分,R 32 次/分,BP 66/0mmHg 发育营养正常,极度软弱,面色苍白,皮肤花白,四肢冰冷。巩膜无黄染,两侧瞳孔等大,对光反应迟钝。颈软,心率 154 次/分,律齐,心尖区Ⅰ级收缩期杂音,肺听诊无异常。软腹,无压痛,肝脾未及,病理反射征（－）。

实验室检查:WBC 15.2×10^9/L,N 0.86,N 0.14。脑脊液外观清,潘氏试验（－）,细胞数正常,糖及氧化物正常。CO_2CP 8.98mmol/L 门诊大便培养结果福氏痢疾杆菌生长。

2. 学生分组。

【实训学时】

1 学时。

【实训方法】

1. 教师介绍病案并对重要病史及临床表现进行提示。

2. 学生每 3～4 人一组对病案进行分析、讨论,提出诊断及诊断依据并拟订治疗和预防措施。

3. 推举 3～4 名学生说明分析、讨论结果。

4. 在教师引导下集体对病案进行分析、讨论。

【实训总结】

分组讨论,带教老师进行讲评、总结,完成一份讨论报告。

【实训评价】

完成一份讨论报告,要求写出诊断依据、治疗及预防措施。

（帕 丽）

参 考 文 献

1. 李兰娟 . 任红 . 传染病学 . 第 8 版 . 北京:人民卫生出版社,2013
2. 王明琼 . 李金成 . 传染病学 . 第 5 版 . 北京:人民卫生出版社,2014
3. 曹文元 . 传染病学 . 西安:第四军医大学出版社,2013
4. 张学军 . 皮肤性病学 . 第 8 版 . 北京:人民卫生出版社,2013

附　录

附录一　中华人民共和国传染病防治法

《中华人民共和国传染病防治法》已由中华人民共和国第十届全国人民代表大会常务委员会第十一次会议于 2004 年 8 月 28 日修订通过，现将修订后的《中华人民共和国传染病防治法》公布，自 2004 年 12 月 1 日起施行。

中华人民共和国主席　胡锦涛

2004 年 8 月 28 日

第一章　总　则

第一条　为了预防、控制和消除传染病的发生与流行，保障人体健康和公共卫生，制定本法。

第二条　国家对传染病防治实行预防为主的方针，防治结合、分类管理、依靠科学、依靠群众。

第三条　本法规定的传染病分为甲类、乙类和丙类。

甲类传染病（2 种）是指：鼠疫、霍乱。

乙类传染病（26 种）是指：传染性非典型肺炎（严重急性呼吸综合征）、艾滋病、病毒性肝炎、脊髓灰质炎、人感染高致病性禽流感、甲型 H1N1 流感、麻疹、流行性出血热、狂犬病、流行性乙型脑炎、登革热、炭疽、细菌性和阿米巴性痢疾、肺结核、伤寒和副伤寒、流行性脑脊髓膜炎、百日咳、白喉、新生儿破伤风、猩红热、布鲁氏菌病、淋病、梅毒、钩端螺旋体病、血吸虫病、疟疾。

丙类传染病（11 种）是指：流行性感冒、流行性腮腺炎、风疹、急性出血性结膜炎、麻风病、流行性和地方性斑疹伤寒、黑热病、包虫病、丝虫病，除霍乱、细菌性和阿米巴性痢疾、伤寒和副伤寒以外的感染性腹泻病、手足口病。

上述规定以外的其他传染病，根据其暴发、流行情况和危害程度，需要列入乙类、丙类传染病的，由国务院卫生行政部门决定并予以公布。

第四条　对乙类传染病中传染性非典型肺炎、炭疽中的肺炭疽和人感染高致病性禽流感，采取本法所称甲类传染病的预防、控制措施。其他乙类传染病和突发原因不明的传染病需要采取本法所称甲类传染病的预防、控制措施的，由国务院卫生行政部门及时报经国务院批准后予以公布、实施。

省、自治区、直辖市人民政府对本行政区域内常见、多发的其他地方性传染病，可以根据情况决定按照乙类或者丙类传染病管理并予以公布,报国务院卫生行政部门备案。

第五条　各级人民政府领导传染病防治工作。

县级以上人民政府制定传染病防治规划并组织实施,建立健全传染病防治的疾病预防控制、医疗救治和监督管理体系。

第六条　国务院卫生行政部门主管全国传染病防治及其监督管理工作。县级以上地方人民政府卫生行政部门负责本行政区域内的传染病防治及其监督管理工作。

县级以上人民政府其他部门在各自的职责范围内负责传染病防治工作。

军队的传染病防治工作,依照本法和国家有关规定办理,由中国人民解放军卫生主管部门实施监督管理。

第七条　各级疾病预防控制机构承担传染病监测、预测、流行病学调查、疫情报告以及其他预防、控制工作。

医疗机构承担与医疗救治有关的传染病防治工作和责任区域内的传染病预防工作。城市社区和农村基层医疗机构在疾病预防控制机构的指导下,承担城市社区、农村基层相应的传染病防治工作。

第八条　国家发展现代医学和中医药等传统医学,支持和鼓励开展传染病防治的科学研究,提高传染病防治的科学技术水平。

国家支持和鼓励开展传染病防治的国际合作。

第九条　国家支持和鼓励单位和个人参与传染病防治工作。各级人民政府应当完善有关制度,方便单位和个人参与防治传染病的宣传教育、疫情报告、志愿服务和捐赠活动。

居民委员会、村民委员会应当组织居民、村民参与社区、农村的传染病预防与控制活动。

第十条　国家开展预防传染病的健康教育。新闻媒体应当无偿开展传染病防治和公共卫生教育的公益宣传。

各级各类学校应当对学生进行健康知识和传染病预防知识的教育。

医学院校应当加强预防医学教育和科学研究,对在校学生以及其他与传染病防治相关人员进行预防医学教育和培训,为传染病防治工作提供技术支持。

疾病预防控制机构、医疗机构应当定期对其工作人员进行传染病防治知识、技能的培训。

第十一条　对在传染病防治工作中做出显著成绩和贡献的单位和个人,给予表彰和奖励。

对因参与传染病防治工作致病、致残、死亡的人员,按照有关规定给予补助、抚恤。

第十二条　在中华人民共和国领域内的一切单位和个人,必须接受疾病预防控制机构、医疗机构有关传染病的调查、检验、采集样本、隔离治疗等预防、控制措施,如实提供有关情况。疾病预防控制机构、医疗机构不得泄露涉及个人隐私的有关信息、资料。

卫生行政部门以及其他有关部门、疾病预防控制机构和医疗机构因违法实施行政管理或者预防、控制措施,侵犯单位和个人合法权益的,有关单位和个人可以依法申请行政复议或者提起诉讼。

第二章　传染病预防

第十三条　春季常见传染病预防知识各级人民政府组织开展群众性卫生活动,进行预防传染病的健康教育,倡导文明健康的生活方式,提高公众对传染病的防治意识和应对能力,加强环境卫生建设,消除鼠害和蚊、蝇等病媒生物的危害。

各级人民政府农业、水利、林业行政部门按照职责分工负责指导和组织消除农田、湖区、河流、牧场、林区的鼠害与血吸虫危害,以及其他传播传染病的动物和病媒生物的危害。

铁路、交通、民用航空行政部门负责组织消除交通工具以及相关场所的鼠害和蚊、蝇等病媒生物的危害。

第十四条　地方各级人民政府应当有计划地建设和改造公共卫生设施,改善饮用水卫生条件,对污水、污物、粪便进行无害化处置。

第十五条　国家实行有计划的预防接种制度。国务院卫生行政部门和省、自治区、直辖市人民政府卫生行政部门,根据传染病预防、控制的需要,制定传染病预防接种规划并组织实施。用于预防接种的疫苗必须符合国家质量标准。

国家对儿童实行预防接种证制度。国家免疫规划项目的预防接种实行免费。医疗机构、疾病预防控制机构与儿童的监护人应当相互配合,保证儿童及时接受预防接种。具体办法由国务院制定。

第十六条　国家和社会应当关心、帮助传染病病人、病原携带者和疑似传染病病人,使其得到及时救治。任何单位和个人不得歧视传染病病人、病原携带者和疑似传染病病人。

传染病病人、病原携带者和疑似传染病病人,在治愈前或者在排除传染病嫌疑前,不得从事法律、行政法规和国务院卫生行政部门规定禁止从事的易使该传染病扩散的工作。

第十七条　国家建立传染病监测制度。

国务院卫生行政部门制定国家传染病监测规划和方案。省、自治区、直辖市人民政府卫生行政部门根据国家传染病监测规划和方案,制定本行政区域的传染病监测计划和工作方案。

各级疾病预防控制机构对传染病的发生、流行以及影响其发生、流行的因素,进行监测;对国外发生、国内尚未发生的传染病或者国内新发生的传染病,进行监测。

第十八条　各级疾病预防控制机构在传染病预防控制中履行下列职责:

(一)实施传染病预防控制规划、计划和方案;

(二)收集、分析和报告传染病监测信息,预测传染病的发生、流行趋势;

(三)开展对传染病疫情和突发公共卫生事件的流行病学调查、现场处理及其效果评价;

(四)开展传染病实验室检测、诊断、病原学鉴定;

(五)实施免疫规划,负责预防性生物制品的使用管理;

(六)开展健康教育、咨询,普及传染病防治知识;

(七)指导、培训下级疾病预防控制机构及其工作人员开展传染病监测工作;

(八)开展传染病防治应用性研究和卫生评价,提供技术咨询。

国家、省级疾病预防控制机构负责对传染病发生、流行以及分布进行监测,对重大传染病流行趋势进行预测,提出预防控制对策,参与并指导对暴发的疫情进行调查处理,开展传染病病原学鉴定,建立检测质量控制体系,开展应用性研究和卫生评价。

设区的市和县级疾病预防控制机构负责传染病预防控制规划、方案的落实,组织实施免疫、消毒、控制病媒生物的危害,普及传染病防治知识,负责本地区疫情和突发公共卫生事件监测、报告,开展流行病学调查和常见病原微生物检测。

第十九条　国家建立传染病预警制度。

国务院卫生行政部门和省、自治区、直辖市人民政府根据传染病发生、流行趋势的预测,及时发出传染病预警,根据情况予以公布。

第二十条　县级以上地方人民政府应当制定传染病预防、控制预案,报上一级人民政府备案。

传染病预防、控制预案应当包括以下主要内容:

(一)传染病预防控制指挥部的组成和相关部门的职责;

(二)传染病的监测、信息收集、分析、报告、通报制度;

(三)疾病预防控制机构、医疗机构在发生传染病疫情时的任务与职责;

(四)传染病暴发、流行情况的分级以及相应的应急工作方案;

(五)传染病预防、疫点疫区现场控制,应急设施、设备、救治药品和医疗器械以及其他物资和技术的储备与调用。

地方人民政府和疾病预防控制机构接到国务院卫生行政部门或者省、自治区、直辖市人民政府发出的传染病预警后,应当按照传染病预防、控制预案,采取相应的预防、控制措施。

第二十一条　医疗机构必须严格执行国务院卫生行政部门规定的管理制度、操作规范,防止传染病的医源性感染和医院感染。

医疗机构应当确定专门的部门或者人员,承担传染病疫情报告、本单位的传染病预防、控制以及责任区域内的传染病预防工作;承担医疗活动中与医院感染有关的危险因素监测、安全防护、消毒、隔离和医疗废物处置工作。

疾病预防控制机构应当指定专门人员负责对医疗机构内传染病预防工作进行指导、考核,开展流行病学调查。

第二十二条　疾病预防控制机构、医疗机构的实验室和从事病原微生物实验的单位,应当符合国家规定的条件和技术标准,建立严格的监督管理制度,对传染病病原体样本按照规定的措施实行严格监督管理,严防传染病病原体的实验室感染和病原微生物的扩散。

第二十三条　采供血机构、生物制品生产单位必须严格执行国家有关规定,保证血液、血液制品的质量。禁止非法采集血液或者组织他人出卖血液。

疾病预防控制机构、医疗机构使用血液和血液制品,必须遵守国家有关规定,防止因输入血液、使用血液制品引起经血液传播疾病的发生。

第二十四条　各级人民政府应当加强艾滋病的防治工作,采取预防、控制措施,防止艾滋病的传播。具体办法由国务院制定。

第二十五条　县级以上人民政府农业、林业行政部门以及其他有关部门,依据各自的职责负责与人畜共患传染病有关的动物传染病的防治管理工作。

与人畜共患传染病有关的野生动物、家畜家禽,经检疫合格后,方可出售、运输。

第二十六条　国家建立传染病菌种、毒种库。

对传染病菌种、毒种和传染病检测样本的采集、保藏、携带、运输和使用实行分类管理,建立健全严格的管理制度。

对可能导致甲类传染病传播的以及国务院卫生行政部门规定的菌种、毒种和传染病检测样本,确需采集、保藏、携带、运输和使用的,须经省级以上人民政府卫生行政部门批准。具体办法由国务院制定。

第二十七条　对被传染病病原体污染的污水、污物、场所和物品,有关单位和个人必须在疾病预防控制机构的指导下或者按照其提出的卫生要求,进行严格消毒处理;拒绝消毒处理的,由当地卫生行政部门或者疾病预防控制机构进行强制消毒处理。

第二十八条　在国家确认的自然疫源地计划兴建水利、交通、旅游、能源等大型建设项目的,应当事先由省级以上疾病预防控制机构对施工环境进行卫生调查。建设单位应当根据疾病预防控制机构的意见,采取必要的传染病预防、控制措施。施工期间,建设单位应当设专人负责工地上的卫生防疫工作。工程竣工后,疾病预防控制机构应当对可能发生的传染病进行监测。

第二十九条　用于传染病防治的消毒产品、饮用水供水单位供应的饮用水和涉及饮用水卫生安全的产品,应当符合国家卫生标准和卫生规范。

饮用水供水单位从事生产或者供应活动,应当依法取得卫生许可证。

生产用于传染病防治的消毒产品的单位和生产用于传染病防治的消毒产品,应当经省级以上人民政府卫生行政部门审批。具体办法由国务院制定。

第三章　疫　情　报　告

第三十条　疾病预防控制机构、医疗机构和采供血机构及其执行职务的人员发现本法规定的传染病疫情或者发现其他传染病暴发、流行以及突发原因不明的传染病时,应当遵循疫情报告属地管理原则,按照国务院规定的或者国务院卫生行政部门规定的内容、程序、方式和时限报告。

军队医疗机构向社会公众提供医疗服务,发现前款规定的传染病疫情时,应当按照国务院卫生行政部门的规定报告。

第三十一条　任何单位和个人发现传染病病人或者疑似传染病病人时,应当及时向附近的疾病预防控制机构或者医疗机构报告。

第三十二条　港口、机场、铁路疾病预防控制机构以及国境卫生检疫机关发现甲类传染病病人、病原携带者、疑似传染病病人时,应当按照国家有关规定立即向国境口岸所在地的疾病预防控制机构或者所在地县级以上地方人民政府卫生行政部门报告并互相通报。

第三十三条　疾病预防控制机构应当主动收集、分析、调查、核实传染病疫情信息。接到甲类、乙类传染病疫情报告或者发现传染病暴发、流行时,应当立即报告当地卫生行政部门,由当地卫生行政部门立即报告当地人民政府,同时报告上级卫生行政部门和国务院卫生行政部门。

疾病预防控制机构应当设立或者指定专门的部门、人员负责传染病疫情信息管理工作,及时对疫情报告进行核实、分析。

第三十四条　县级以上地方人民政府卫生行政部门应当及时向本行政区域内的疾病预防控制机构和医疗机构通报传染病疫情以及监测、预警的相关信息。接到通报的疾病预防控制机构和医疗机构应当及时告知本单位的有关人员。

第三十五条　国务院卫生行政部门应当及时向国务院其他有关部门和各省、自治区、直辖市人民政府卫生行政部门通报全国传染病疫情以及监测、预警的相关信息。

毗邻的以及相关的地方人民政府卫生行政部门,应当及时互相通报本行政区域的传染病疫情以及监测、预警的相关信息。

县级以上人民政府有关部门发现传染病疫情时,应当及时向同级人民政府卫生行政部门通报。

中国人民解放军卫生主管部门发现传染病疫情时,应当向国务院卫生行政部门通报。

第三十六条　动物防疫机构和疾病预防控制机构,应当及时互相通报动物间和人间发生的人兽共患传染病疫情以及相关信息。

第三十七条　依照本法的规定负有传染病疫情报告职责的人民政府有关部门、疾病预防控制机构、医疗机构、采供血机构及其工作人员，不得隐瞒、谎报、缓报传染病疫情。

第三十八条　国家建立传染病疫情信息公布制度。

国务院卫生行政部门定期公布全国传染病疫情信息。省、自治区、直辖市人民政府卫生行政部门定期公布本行政区域的传染病疫情信息。

传染病暴发、流行时，国务院卫生行政部门负责向社会公布传染病疫情信息，并可以授权省、自治区、直辖市人民政府卫生行政部门向社会公布本行政区域的传染病疫情信息。

公布传染病疫情信息应当及时、准确。

第四章　疫情控制

第三十九条　医疗机构发现甲类传染病时，应当及时采取下列措施：

（一）对病人、病原携带者，予以隔离治疗，隔离期限根据医学检查结果确定；

（二）对疑似病人，确诊前在指定场所单独隔离治疗；

（三）对医疗机构内的病人、病原携带者、疑似病人的密切接触者，在指定场所进行医学观察和采取其他必要的预防措施。

拒绝隔离治疗或者隔离期未满擅自脱离隔离治疗的，可以由公安机关协助医疗机构采取强制隔离治疗措施。

医疗机构发现乙类或者丙类传染病病人，应当根据病情采取必要的治疗和控制传播措施。

医疗机构对本单位内被传染病病原体污染的场所、物品以及医疗废物，必须依照法律、法规的规定实施消毒和无害化处置。

第四十条　疾病预防控制机构发现传染病疫情或者接到传染病疫情报告时，应当及时采取下列措施：

（一）对传染病疫情进行流行病学调查，根据调查情况提出划定疫点、疫区的建议，对被污染的场所进行卫生处理，对密切接触者，在指定场所进行医学观察和采取其他必要的预防措施，并向卫生行政部门提出疫情控制方案；《传染病防治法》实施一周年宣传活动。

（二）传染病暴发、流行时，对疫点、疫区进行卫生处理，向卫生行政部门提出疫情控制方案，并按照卫生行政部门的要求采取措施。

（三）指导下级疾病预防控制机构实施传染病预防、控制措施，组织、指导有关单位对传染病疫情的处理。

第四十一条　对已经发生甲类传染病病例的场所或者该场所内的特定区域的人员，所在地的县级以上地方人民政府可以实施隔离措施，并同时向上一级人民政府报告；接到报告的上级人民政府应当即时作出是否批准的决定。上级人民政府作出不予批准决定的，实施隔离措施的人民政府应当立即解除隔离措施。

在隔离期间，实施隔离措施的人民政府应当对被隔离人员提供生活保障；被隔离人员有工作单位的，所在单位不得停止支付其隔离期间的工作报酬。

隔离措施的解除，由原决定机关决定并宣布。

第四十二条　传染病暴发、流行时，县级以上地方人民政府应当立即组织力量，按照预防、控制预案进行防治，切断传染病的传播途径，必要时，报经上一级人民政府决定，可以采

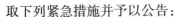

取下列紧急措施并予以公告：

（一）限制或者停止集市、影剧院演出或者其他人群聚集的活动；

（二）停工、停业、停课；

（三）封闭或者封存被传染病病原体污染的公共饮用水源、食品以及相关物品；

（四）控制或者扑杀染疫野生动物、家畜家禽；

（五）封闭可能造成传染病扩散的场所。

上级人民政府接到下级人民政府关于采取前款所列紧急措施的报告时，应当即时作出决定。

紧急措施的解除，由原决定机关决定并宣布。

第四十三条　甲类、乙类传染病暴发、流行时，县级以上地方人民政府报经上一级人民政府决定，可以宣布本行政区域部分或者全部为疫区；国务院可以决定并宣布跨省、自治区、直辖市的疫区。县级以上地方人民政府可以在疫区内采取本法第四十二条规定的紧急措施，并可以对出入疫区的人员、物资和交通工具实施卫生检疫。

省、自治区、直辖市人民政府可以决定对本行政区域内的甲类传染病疫区实施封锁；但是，封锁大、中城市的疫区或者封锁跨省、自治区、直辖市的疫区，以及封锁疫区导致中断干线交通或者封锁国境的，由国务院决定。

疫区封锁的解除，由原决定机关决定并宣布。

第四十四条　发生甲类传染病时，为了防止该传染病通过交通工具及其乘运的人员、物资传播，可以实施交通卫生检疫。具体办法由国务院制定。

第四十五条　传染病暴发、流行时，根据传染病疫情控制的需要，国务院有权在全国范围或者跨省、自治区、直辖市范围内，县级以上地方人民政府有权在本行政区域内紧急调集人员或者调用储备物资，临时征用房屋、交通工具以及相关设施、设备。

紧急调集人员的，应当按照规定给予合理报酬。临时征用房屋、交通工具以及相关设施、设备的，应当依法给予补偿；能返还的，应当及时返还。

第四十六条　患甲类传染病、炭疽死亡的，应当将尸体立即进行卫生处理，就近火化。患其他传染病死亡的，必要时，应当将尸体进行卫生处理后火化或者按照规定深埋。

为了查找传染病病因，医疗机构在必要时可以按照国务院卫生行政部门的规定，对传染病病人尸体或者疑似传染病病人尸体进行解剖查验，并应当告知死者家属。

第四十七条　疫区中被传染病病原体污染或者可能被传染病病原体污染的物品，经消毒可以使用的，应当在当地疾病预防控制机构的指导下，进行消毒处理后，方可使用、出售和运输。

第四十八条　发生传染病疫情时，疾病预防控制机构和省级以上人民政府卫生行政部门指派的其他与传染病有关的专业技术机构，可以进入传染病疫点、疫区进行调查、采集样本、技术分析和检验。

第四十九条　传染病暴发、流行时，药品和医疗器械生产、供应单位应当及时生产、供应防治传染病的药品和医疗器械。铁路、交通、民用航空经营单位必须优先运送处理传染病疫情的人员以及防治传染病的药品和医疗器械。县级以上人民政府有关部门应当做好组织协调工作。

第五章　医疗救治

第五十条　县级以上人民政府应当加强和完善传染病医疗救治服务网络的建设,指定具备传染病救治条件和能力的医疗机构承担传染病救治任务,或者根据传染病救治需要设置传染病医院。

第五十一条　医疗机构的基本标准、建筑设计和服务流程,应当符合预防传染病医院感染的要求。

医疗机构应当按照规定对使用的医疗器械进行消毒;对按照规定一次使用的医疗器具,应当在使用后予以销毁。

医疗机构应当按照国务院卫生行政部门规定的传染病诊断标准和治疗要求,采取相应措施,提高传染病医疗救治能力。

第五十二条　医疗机构应当对传染病病人或者疑似传染病病人提供医疗救护、现场救援和接诊治疗,书写病历记录以及其他有关资料,并妥善保管。

医疗机构应当实行传染病预检、分诊制度;对传染病病人、疑似传染病病人,应当引导至相对隔离的分诊点进行初诊。医疗机构不具备相应救治能力的,应当将患者及其病历记录复印件一并转至具备相应救治能力的医疗机构。具体办法由国务院卫生行政部门规定。

第六章　监督管理

第五十三条　县级以上人民政府卫生行政部门对传染病防治工作履行下列监督检查职责:

(一)对下级人民政府卫生行政部门履行本法规定的传染病防治职责进行监督检查;

(二)对疾病预防控制机构、医疗机构的传染病防治工作进行监督检查;

(三)对采供血机构的采供血活动进行监督检查;

(四)对用于传染病防治的消毒产品及其生产单位进行监督检查,并对饮用水供水单位从事生产或者供应活动以及涉及饮用水卫生安全的产品进行监督检查;

(五)对传染病菌种、毒种和传染病检测样本的采集、保藏、携带、运输、使用进行监督检查;

(六)对公共场所和有关单位的卫生条件和传染病预防、控制措施进行监督检查。

省级以上人民政府卫生行政部门负责组织对传染病防治重大事项的处理。

第五十四条　县级以上人民政府卫生行政部门在履行监督检查职责时,有权进入被检查单位和传染病疫情发生现场调查取证,查阅或者复制有关的资料和采集样本。被检查单位应当予以配合,不得拒绝、阻挠。

第五十五条　县级以上地方人民政府卫生行政部门在履行监督检查职责时,发现被传染病病原体污染的公共饮用水源、食品以及相关物品,如不及时采取控制措施可能导致传染病传播、流行的,可以采取封闭公共饮用水源、封存食品以及相关物品或者暂停销售的临时控制措施,并予以检验或者进行消毒。经检验,属于被污染的食品,应当予以销毁;对未被污染的食品或者经消毒后可以使用的物品,应当解除控制措施。

第五十六条　卫生行政部门工作人员依法执行职务时,应当不少于两人,并出示执法证件,填写卫生执法文书。

卫生执法文书经核对无误后,应当由卫生执法人员和当事人签名。当事人拒绝签名的,卫生执法人员应当注明情况。

第五十七条　卫生行政部门应当依法建立健全内部监督制度,对其工作人员依据法定职权和程序履行职责的情况进行监督。

上级卫生行政部门发现下级卫生行政部门不及时处理职责范围内的事项或者不履行职责的,应当责令纠正或者直接予以处理。

第五十八条　卫生行政部门及其工作人员履行职责,应当自觉接受社会和公民的监督。单位和个人有权向上级人民政府及其卫生行政部门举报违反本法的行为。接到举报的有关人民政府或者其卫生行政部门,应当及时调查处理。

第七章　保障措施

第五十九条　国家将传染病防治工作纳入国民经济和社会发展计划,县级以上地方人民政府将传染病防治工作纳入本行政区域的国民经济和社会发展计划。

第六十条　县级以上地方人民政府按照本级政府职责负责本行政区域内传染病预防、控制、监督工作的日常经费。

国务院卫生行政部门会同国务院有关部门,根据传染病流行趋势,确定全国传染病预防、控制、救治、监测、预测、预警、监督检查等项目。中央财政对困难地区实施重大传染病防治项目给予补助。

省、自治区、直辖市人民政府根据本行政区域内传染病流行趋势,在国务院卫生行政部门确定的项目范围内,确定传染病预防、控制、监督等项目,并保障项目的实施经费。

第六十一条　国家加强基层传染病防治体系建设,扶持贫困地区和少数民族地区的传染病防治工作。

地方各级人民政府应当保障城市社区、农村基层传染病预防工作的经费。

第六十二条　国家对患有特定传染病的困难人群实行医疗救助,减免医疗费用。具体办法由国务院卫生行政部门会同国务院财政部门等部门制定。

第六十三条　县级以上人民政府负责储备防治传染病的药品、医疗器械和其他物资,以备调用。

第六十四条　对从事传染病预防、医疗、科研、教学、现场处理疫情的人员,以及在生产、工作中接触传染病病原体的其他人员,有关单位应当按照国家规定,采取有效的卫生防护措施和医疗保健措施,并给予适当的津贴。

第八章　法律责任

第六十五条　地方各级人民政府未依照本法的规定履行报告职责,或者隐瞒、谎报、缓报传染病疫情,或者在传染病暴发、流行时,未及时组织救治、采取控制措施的,由上级人民政府责令改正,通报批评;造成传染病传播、流行或者其他严重后果的,对负有责任的主管人员,依法给予行政处分;构成犯罪的,依法追究刑事责任。

第六十六条　县级以上人民政府卫生行政部门违反本法规定,有下列情形之一的,由本级人民政府、上级人民政府卫生行政部门责令改正,通报批评;造成传染病传播、流行或者其他严重后果的,对负有责任的主管人员和其他直接责任人员,依法给予行政处分;构成犯罪的,依法追究刑事责任:

(一)未依法履行传染病疫情通报、报告或者公布职责,或者隐瞒、谎报、缓报传染病疫情的；

（二）发生或者可能发生传染病传播时未及时采取预防、控制措施的；

（三）未依法履行监督检查职责，或者发现违法行为不及时查处的；

（四）未及时调查、处理单位和个人对下级卫生行政部门不履行传染病防治职责的举报的；

（五）违反本法的其他失职、渎职行为。

第六十七条　县级以上人民政府有关部门未依照本法的规定履行传染病防治和保障职责的，由本级人民政府或者上级人民政府有关部门责令改正，通报批评；造成传染病传播、流行或者其他严重后果的，对负有责任的主管人员和其他直接责任人员，依法给予行政处分；构成犯罪的，依法追究刑事责任。

第六十八条　疾病预防控制机构违反本法规定，有下列情形之一的，由县级以上人民政府卫生行政部门责令限期改正，通报批评，给予警告；对负有责任的主管人员和其他直接责任人员，依法给予降级、撤职、开除的处分，并可以依法吊销有关责任人员的执业证书；构成犯罪的，依法追究刑事责任：

（一）未依法履行传染病监测职责的；

（二）未依法履行传染病疫情报告、通报职责，或者隐瞒、谎报、缓报传染病疫情的；

（三）未主动收集传染病疫情信息，或者对传染病疫情信息和疫情报告未及时进行分析、调查、核实的；

（四）发现传染病疫情时，未依据职责及时采取本法规定的措施的；

（五）故意泄露传染病病人、病原携带者、疑似传染病病人、密切接触者涉及个人隐私的有关信息、资料的。

第六十九条　医疗机构违反本法规定，有下列情形之一的，由县级以上人民政府卫生行政部门责令改正，通报批评，给予警告；造成传染病传播、流行或者其他严重后果的，对负有责任的主管人员和其他直接责任人员，依法给予降级、撤职、开除的处分，并可以依法吊销有关责任人员的执业证书；构成犯罪的，依法追究刑事责任：

（一）未按照规定承担本单位的传染病预防、控制工作、医院感染控制任务和责任区域内的传染病预防工作的；

（二）未按照规定报告传染病疫情，或者隐瞒、谎报、缓报传染病疫情的；

（三）发现传染病疫情时，未按照规定对传染病病人、疑似传染病病人提供医疗救护、现场救援、接诊、转诊的，或者拒绝接受转诊的；

（四）未按照规定对本单位内被传染病病原体污染的场所、物品以及医疗废物实施消毒或者无害化处置的；

（五）未按照规定对医疗器械进行消毒，或者对按照规定一次使用的医疗器具未予销毁，再次使用的；

（六）在医疗救治过程中未按照规定保管医学记录资料的；

（七）故意泄露传染病病人、病原携带者、疑似传染病病人、密切接触者涉及个人隐私的有关信息、资料的。

第七十条　采供血机构未按照规定报告传染病疫情，或者隐瞒、谎报、缓报传染病疫情，或者未执行国家有关规定，导致因输入血液引起经血液传播疾病发生的，由县级以上人民政府卫生行政部门责令改正，通报批评，给予警告；造成传染病传播、流行或者其他严重后果的,对负有责任的主管人员和其他直接责任人员,依法给予降级、撤职、开除的处分,并可以依法吊销采供血机构的执业许可证;构成犯罪的,依法追究刑事责任。

非法采集血液或者组织他人出卖血液的,由县级以上人民政府卫生行政部门予以取缔,没收违法所得,可以并处十万元以下的罚款;构成犯罪的,依法追究刑事责任。

第七十一条　国境卫生检疫机关、动物防疫机构未依法履行传染病疫情通报职责的,由有关部门在各自职责范围内责令改正,通报批评;造成传染病传播、流行或者其他严重后果的,对负有责任的主管人员和其他直接责任人员,依法给予降级、撤职、开除的处分;构成犯罪的,依法追究刑事责任。

第七十二条　铁路、交通、民用航空经营单位未依照本法的规定优先运送处理传染病疫情的人员以及防治传染病的药品和医疗器械的,由有关部门责令限期改正,给予警告;造成严重后果的,对负有责任的主管人员和其他直接责任人员,依法给予降级、撤职、开除的处分。

第七十三条　违反本法规定,有下列情形之一,导致或者可能导致传染病传播、流行的,由县级以上人民政府卫生行政部门责令限期改正,没收违法所得,可以并处五万元以下的罚款;已取得许可证的,原发证部门可以依法暂扣或者吊销许可证;构成犯罪的,依法追究刑事责任:

(一)饮用水供水单位供应的饮用水不符合国家卫生标准和卫生规范的;

(二)涉及饮用水卫生安全的产品不符合国家卫生标准和卫生规范的;

(三)用于传染病防治的消毒产品不符合国家卫生标准和卫生规范的;

(四)出售、运输疫区中被传染病病原体污染或者可能被传染病病原体污染的物品,未进行消毒处理的;

(五)生物制品生产单位生产的血液制品不符合国家质量标准的。

第七十四条　违反本法规定,有下列情形之一的,由县级以上地方人民政府卫生行政部门责令改正,通报批评,给予警告,已取得许可证的,可以依法暂扣或者吊销许可证;造成传染病传播、流行以及其他严重后果的,对负有责任的主管人员和其他直接责任人员,依法给予降级、撤职、开除的处分,并可以依法吊销有关责任人员的执业证书;构成犯罪的,依法追究刑事责任:

(一)疾病预防控制机构、医疗机构和从事病原微生物实验的单位,不符合国家规定的条件和技术标准,对传染病病原体样本未按照规定进行严格管理,造成实验室感染和病原微生物扩散的;

(二)违反国家有关规定,采集、保藏、携带、运输和使用传染病菌种、毒种和传染病检测样本的;

(三)疾病预防控制机构、医疗机构未执行国家有关规定,导致因输入血液、使用血液制品引起经血液传播疾病发生的。

第七十五条　未经检疫出售、运输与人畜共患传染病有关的野生动物、家畜家禽的,由县级以上地方人民政府畜牧兽医行政部门责令停止违法行为,并依法给予行政处罚。

第七十六条　在国家确认的自然疫源地兴建水利、交通、旅游、能源等大型建设项目,未经卫生调查进行施工的,或者未按照疾病预防控制机构的意见采取必要的传染病预防、控制措施的,由县级以上人民政府卫生行政部门责令限期改正,给予警告,处五千元以上三万元以下的罚款;逾期不改正的,处三万元以上十万元以下的罚款,并可以提请有关人民政府依据职责权限,责令停建、关闭。

第七十七条　单位和个人违反本法规定,导致传染病传播、流行,给他人人身、财产造成损害的,应当依法承担民事责任。

第九章　附　则

第七十八条　本法中下列用语的含义:

(一)传染病病人、疑似传染病病人:指根据国务院卫生行政部门发布的《中华人民共和国传染病防治法规定管理的传染病诊断标准》,符合传染病病人和疑似传染病病人诊断标准的人。

(二)病原携带者:指感染病原体无临床症状但能排出病原体的人。

(三)流行病学调查:指对人群中疾病或者健康状况的分布及其决定因素进行调查研究,提出疾病预防控制措施及保健对策。

(四)疫点:指病原体从传染源向周围播散的范围较小或者单个疫源地。

(五)疫区:指传染病在人群中暴发、流行,其病原体向周围播散时所能波及的地区。

(六)人畜共患传染病:指人与脊椎动物共同罹患的传染病,如鼠疫、狂犬病、血吸虫病等。

(七)自然疫源地:指某些可引起人类传染病的病原体在自然界的野生动物中长期存在和循环的地区。

(八)病媒生物:指能够将病原体从人或者其他动物传播给人的生物,如蚊、蝇、蚤类等。

(九)医源性感染:指在医学服务中,因病原体传播引起的感染。

(十)医院感染:指住院病人在医院内获得的感染,包括在住院期间发生的感染和在医院内获得出院后发生的感染,但不包括入院前已开始或者入院时已处于潜伏期的感染。医院工作人员在医院内获得的感染也属医院感染。

(十一)实验室感染:指从事实验室工作时,因接触病原体所致的感染。

(十二)菌种、毒种:指可能引起本法规定的传染病发生的细菌菌种、病毒毒种。

(十三)消毒:指用化学、物理、生物的方法杀灭或者消除环境中的病原微生物。

(十四)疾病预防控制机构:指从事疾病预防控制活动的疾病预防控制中心以及与上述机构业务活动相同的单位。

(十五)医疗机构:指按照《医疗机构管理条例》取得医疗机构执业许可证,从事疾病诊断、治疗活动的机构。

第七十九条　传染病防治中有关食品、药品、血液、水、医疗废物和病原微生物的管理以及动物防疫和国境卫生检疫,本法未规定的,分别适用其他有关法律、行政法规的规定。

第八十条　本法自 2004 年 12 月 1 日起施行。

附录二　突发公共卫生事件应急条例

(国务院令第 376 号)(2011 年修正本)

《突发公共卫生事件应急条例》已经 2003 年 5 月 7 日国务院第 7 次常务会议通过,现予公布,自公布之日起施行。

总　理　温家宝

二〇〇三年五月九日

第一章　总　则

第一条　为了有效预防、及时控制和消除突发公共卫生事件的危害,保障公众身体健康与生命安全,维护正常的社会秩序,制定本条例。

第二条　本条例所称突发公共卫生事件(以下简称突发事件),是指突然发生,造成或者可能造成社会公众健康严重损害的重大传染病疫情、群体性不明原因疾病、重大食物和职业中毒以及其他严重影响公众健康的事件。

第三条　突发事件发生后,国务院设立全国突发事件应急处理指挥部,由国务院有关部门和军队有关部门组成,国务院主管领导人担任总指挥,负责对全国突发事件应急处理的统一领导、统一指挥。

国务院卫生行政主管部门和其他有关部门,在各自的职责范围内做好突发事件应急处理的有关工作。

第四条　突发事件发生后,省、自治区、直辖市人民政府成立地方突发事件应急处理指挥部,省、自治区、直辖市人民政府主要领导人担任总指挥,负责领导、指挥本行政区域内突发事件应急处理工作。

县级以上地方人民政府卫生行政主管部门,具体负责组织突发事件的调查、控制和医疗救治工作。

县级以上地方人民政府有关部门,在各自的职责范围内做好突发事件应急处理的有关工作。

第五条　突发事件应急工作,应当遵循预防为主、常备不懈的方针,贯彻统一领导、分级负责、反应及时、措施果断、依靠科学、加强合作的原则。

第六条　县级以上各级人民政府应当组织开展防治突发事件相关科学研究,建立突发事件应急流行病学调查、传染源隔离、医疗救护、现场处置、监督检查、监测检验、卫生防护等有关物资、设备、设施、技术与人才资源储备,所需经费列入本级政府财政预算。

国家对边远贫困地区突发事件应急工作给予财政支持。

第七条　国家鼓励、支持开展突发事件监测、预警、反应处理有关技术的国际交流与合作。

第八条　国务院有关部门和县级以上地方人民政府及其有关部门,应当建立严格的突发事件防范和应急处理责任制,切实履行各自的职责,保证突发事件应急处理工作的正常进行。

第九条　县级以上各级人民政府及其卫生行政主管部门,应当对参加突发事件应急处理的医疗卫生人员,给予适当补助和保健津贴;对参加突发事件应急处理作出贡献的人员,给予表彰和奖励;对因参与应急处理工作致病、致残、死亡的人员,按照国家有关规定,给予相应的补助和抚恤。

第二章　预防与应急准备

第十条　国务院卫生行政主管部门按照分类指导、快速反应的要求,制定全国突发事件应急预案,报请国务院批准。

省、自治区、直辖市人民政府根据全国突发事件应急预案,结合本地实际情况,制定本行政区域的突发事件应急预案。

第十一条　全国突发事件应急预案应当包括以下主要内容：

（一）突发事件应急处理指挥部的组成和相关部门的职责；

（二）突发事件的监测与预警；

（三）突发事件信息的收集、分析、报告、通报制度；

（四）突发事件应急处理技术和监测机构及其任务；

（五）突发事件的分级和应急处理工作方案；

（六）突发事件预防、现场控制，应急设施、设备、救治药品和医疗器械以及其他物资和技术的储备与调度；

（七）突发事件应急处理专业队伍的建设和培训。

第十二条　突发事件应急预案应当根据突发事件的变化和实施中发现的问题及时进行修订、补充。

第十三条　地方各级人民政府应当依照法律、行政法规的规定，做好传染病预防和其他公共卫生工作，防范突发事件的发生。

县级以上各级人民政府卫生行政主管部门和其他有关部门，应当对公众开展突发事件应急知识的专门教育，增强全社会对突发事件的防范意识和应对能力。

第十四条　国家建立统一的突发事件预防控制体系。

县级以上地方人民政府应当建立和完善突发事件监测与预警系统。

县级以上各级人民政府卫生行政主管部门，应当指定机构负责开展突发事件的日常监测，并确保监测与预警系统的正常运行。

第十五条　监测与预警工作应当根据突发事件的类别，制定监测计划，科学分析、综合评价监测数据。对早期发现的潜在隐患以及可能发生的突发事件，应当依照本条例规定的报告程序和时限及时报告。

第十六条　国务院有关部门和县级以上地方人民政府及其有关部门，应当根据突发事件应急预案的要求，保证应急设施、设备、救治药品和医疗器械等物资储备。

第十七条　县级以上各级人民政府应当加强急救医疗服务网络的建设，配备相应的医疗救治药物、技术、设备和人员，提高医疗卫生机构应对各类突发事件的救治能力。

设区的市级以上地方人民政府应当设置与传染病防治工作需要相适应的传染病专科医院，或者指定具备传染病防治条件和能力的医疗机构承担传染病防治任务。

第十八条　县级以上地方人民政府卫生行政主管部门，应当定期对医疗卫生机构和人员开展突发事件应急处理相关知识、技能的培训，定期组织医疗卫生机构进行突发事件应急演练，推广最新知识和先进技术。

第三章　报告与信息发布

第十九条　国家建立突发事件应急报告制度。

国务院卫生行政主管部门制定突发事件应急报告规范，建立重大、紧急疫情信息报告系统。

有下列情形之一的，省、自治区、直辖市人民政府应当在接到报告1小时内，向国务院卫生行政主管部门报告：

（一）发生或者可能发生传染病暴发、流行的；

（二）发生或者发现不明原因的群体性疾病的；

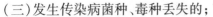

（三）发生传染病菌种、毒种丢失的；

（四）发生或者可能发生重大食物和职业中毒事件的。

国务院卫生行政主管部门对可能造成重大社会影响的突发事件,应当立即向国务院报告。

第二十条　突发事件监测机构、医疗卫生机构和有关单位发现有本条例第十九条规定情形之一的,应当在2小时内向所在地县级人民政府卫生行政主管部门报告;接到报告的卫生行政主管部门应当在2小时内向本级人民政府报告,并同时向上级人民政府卫生行政主管部门和国务院卫生行政主管部门报告。

县级人民政府应当在接到报告后2小时内向设区的市级人民政府或者上一级人民政府报告;设区的市级人民政府应当在接到报告后2小时内向省、自治区、直辖市人民政府报告。

第二十一条　任何单位和个人对突发事件,不得隐瞒、缓报、谎报或者授意他人隐瞒、缓报、谎报。

第二十二条　接到报告的地方人民政府、卫生行政主管部门依照本条例规定报告的同时,应当立即组织力量对报告事项调查核实、确证,采取必要的控制措施,并及时报告调查情况。

第二十三条　国务院卫生行政主管部门应当根据发生突发事件的情况,及时向国务院有关部门和各省、自治区、直辖市人民政府卫生行政主管部门以及军队有关部门通报。

突发事件发生地的省、自治区、直辖市人民政府卫生行政主管部门,应当及时向毗邻省、自治区、直辖市人民政府卫生行政主管部门通报。

接到通报的省、自治区、直辖市人民政府卫生行政主管部门,必要时应当及时通知本行政区域内的医疗卫生机构。

县级以上地方人民政府有关部门,已经发生或者发现可能引起突发事件的情形时,应当及时向同级人民政府卫生行政主管部门通报。

第二十四条　国家建立突发事件举报制度,公布统一的突发事件报告、举报电话。

任何单位和个人有权向人民政府及其有关部门报告突发事件隐患,有权向上级人民政府及其有关部门举报地方人民政府及其有关部门不履行突发事件应急处理职责,或者不按照规定履行职责的情况。接到报告、举报的有关人民政府及其有关部门,应当立即组织对突发事件隐患、不履行或者不按照规定履行突发事件应急处理职责的情况进行调查处理。

对举报突发事件有功的单位和个人,县级以上各级人民政府及其有关部门应当予以奖励。

第二十五条　国家建立突发事件的信息发布制度。

国务院卫生行政主管部门负责向社会发布突发事件的信息。必要时,可以授权省、自治区、直辖市人民政府卫生行政主管部门向社会发布本行政区域内突发事件的信息。

信息发布应当及时、准确、全面。

第四章　应急处理

第二十六条　突发事件发生后,卫生行政主管部门应当组织专家对突发事件进行综合评估,初步判断突发事件的类型,提出是否启动突发事件应急预案的建议。

第二十七条　在全国范围内或者跨省、自治区、直辖市范围内启动全国突发事件应急预案,由国务院卫生行政主管部门报国务院批准后实施。省、自治区、直辖市启动突发事件应急预案,由省、自治区、直辖市人民政府决定,并向国务院报告。

第二十八条 全国突发事件应急处理指挥部对突发事件应急处理工作进行督察和指导,地方各级人民政府及其有关部门应当予以配合。

省、自治区、直辖市突发事件应急处理指挥部对本行政区域内突发事件应急处理工作进行督察和指导。

第二十九条 省级以上人民政府卫生行政主管部门或者其他有关部门指定的突发事件应急处理专业技术机构,负责突发事件的技术调查、确证、处置、控制和评价工作。

第三十条 国务院卫生行政主管部门对新发现的突发传染病,根据危害程度、流行强度,依照《中华人民共和国传染病防治法》的规定及时宣布为法定传染病;宣布为甲类传染病的,由国务院决定。

第三十一条 应急预案启动前,县级以上各级人民政府有关部门应当根据突发事件的实际情况,做好应急处理准备,采取必要的应急措施。

应急预案启动后,突发事件发生地的人民政府有关部门,应当根据预案规定的职责要求,服从突发事件应急处理指挥部的统一指挥,立即到达规定岗位,采取有关的控制措施。

医疗卫生机构、监测机构和科学研究机构,应当服从突发事件应急处理指挥部的统一指挥,相互配合、协作,集中力量开展相关的科学研究工作。

第三十二条 突发事件发生后,国务院有关部门和县级以上地方人民政府及其有关部门,应当保证突发事件应急处理所需的医疗救护设备、救治药品、医疗器械等物资的生产、供应;铁路、交通、民用航空行政主管部门应当保证及时运送。

第三十三条 根据突发事件应急处理的需要,突发事件应急处理指挥部有权紧急调集人员、储备的物资、交通工具以及相关设施、设备;必要时,对人员进行疏散或者隔离,并可以依法对传染病疫区实行封锁。

第三十四条 突发事件应急处理指挥部根据突发事件应急处理的需要,可以对食物和水源采取控制措施。

县级以上地方人民政府卫生行政主管部门应当对突发事件现场等采取控制措施,宣传突发事件防治知识,及时对易受感染的人群和其他易受损害的人群采取应急接种、预防性投药、群体防护等措施。

第三十五条 参加突发事件应急处理的工作人员,应当按照预案的规定,采取卫生防护措施,并在专业人员的指导下进行工作。

第三十六条 国务院卫生行政主管部门或者其他有关部门指定的专业技术机构,有权进入突发事件现场进行调查、采样、技术分析和检验,对地方突发事件的应急处理工作进行技术指导,有关单位和个人应当予以配合;任何单位和个人不得以任何理由予以拒绝。

第三十七条 对新发现的突发传染病、不明原因的群体性疾病、重大食物和职业中毒事件,国务院卫生行政主管部门应当尽快组织力量制定相关的技术标准、规范和控制措施。

第三十八条 交通工具上发现根据国务院卫生行政主管部门的规定需要采取应急控制措施的传染病病人、疑似传染病病人,其负责人应当以最快的方式通知前方停靠点,并向交通工具的营运单位报告。交通工具的前方停靠点和营运单位应当立即向交通工具营运单位行政主管部门和县级以上地方人民政府卫生行政主管部门报告。卫生行政主管部门接到报告后,应当立即组织有关人员采取相应的医学处置措施。

交通工具上的传染病病人密切接触者,由交通工具停靠点的县级以上各级人民政府卫生行政主管部门或者铁路、交通、民用航空行政主管部门,根据各自的职责,依照传染病防治法律、行政法规的规定,采取控制措施。

涉及国境口岸和入出境的人员、交通工具、货物、集装箱、行李、邮包等需要采取传染病应急控制措施的,依照国境卫生检疫法律、行政法规的规定办理。

第三十九条　医疗卫生机构应当对因突发事件致病的人员提供医疗救护和现场救援,对就诊病人必须接诊治疗,并书写详细、完整的病历记录;对需要转送的病人,应当按照规定将病人及其病历记录的复印件转送至接诊的或者指定的医疗机构。

医疗卫生机构内应当采取卫生防护措施,防止交叉感染和污染。

医疗卫生机构应当对传染病病人密切接触者采取医学观察措施,传染病病人密切接触者应当予以配合。

医疗机构收治传染病病人、疑似传染病病人,应当依法报告所在地的疾病预防控制机构。接到报告的疾病预防控制机构应当立即对可能受到危害的人员进行调查,根据需要采取必要的控制措施。

第四十条　传染病暴发、流行时,街道、乡镇以及居民委员会、村民委员会应当组织力量,团结协作,群防群治,协助卫生行政主管部门和其他有关部门、医疗卫生机构做好疫情信息的收集和报告、人员的分散隔离、公共卫生措施的落实工作,向居民、村民宣传传染病防治的相关知识。

第四十一条　对传染病暴发、流行区域内流动人口,突发事件发生地的县级以上地方人民政府应当做好预防工作,落实有关卫生控制措施;对传染病病人和疑似传染病病人,应当采取就地隔离、就地观察、就地治疗的措施。对需要治疗和转诊的,应当依照本条例第三十九条第一款的规定执行。

第四十二条　有关部门、医疗卫生机构应当对传染病做到早发现、早报告、早隔离、早治疗,切断传播途径,防止扩散。

第四十三条　县级以上各级人民政府应当提供必要资金,保障因突发事件致病、致残的人员得到及时、有效的救治。具体办法由国务院财政部门、卫生行政主管部门和劳动保障行政主管部门制定。

第四十四条　在突发事件中需要接受隔离治疗、医学观察措施的病人、疑似病人和传染病病人密切接触者在卫生行政主管部门或者有关机构采取医学措施时应当予以配合;拒绝配合的,由公安机关依法协助强制执行。

第五章　法律责任

第四十五条　县级以上地方人民政府及其卫生行政主管部门未依照本条例的规定履行报告职责,对突发事件隐瞒、缓报、谎报或者授意他人隐瞒、缓报、谎报的,对政府主要领导人及其卫生行政主管部门主要负责人,依法给予降级或者撤职的行政处分;造成传染病传播、流行或者对社会公众健康造成其他严重危害后果的,依法给予开除的行政处分;构成犯罪的,依法追究刑事责任。

第四十六条　国务院有关部门、县级以上地方人民政府及其有关部门未依照本条例的规定,完成突发事件应急处理所需要的设施、设备、药品和医疗器械等物资的生产、供应、运输和储备的,对政府主要领导人和政府部门主要负责人依法给予降级或者撤职的行政处分;造成传染病传播、流行或者对社会公众健康造成其他严重危害后果的,依法给予开除的行政处分;构成犯罪的,依法追究刑事责任。

第四十七条 突发事件发生后,县级以上地方人民政府及其有关部门对上级人民政府有关部门的调查不予配合,或者采取其他方式阻碍、干涉调查的,对政府主要领导人和政府部门主要负责人依法给予降级或者撤职的行政处分;构成犯罪的,依法追究刑事责任。

第四十八条 县级以上各级人民政府卫生行政主管部门和其他有关部门在突发事件调查、控制、医疗救治工作中玩忽职守、失职、渎职的,由本级人民政府或者上级人民政府有关部门责令改正、通报批评、给予警告;对主要负责人、负有责任的主管人员和其他责任人员依法给予降级、撤职的行政处分;造成传染病传播、流行或者对社会公众健康造成其他严重危害后果的,依法给予开除的行政处分;构成犯罪的,依法追究刑事责任。

第四十九条 县级以上各级人民政府有关部门拒不履行应急处理职责的,由同级人民政府或者上级人民政府有关部门责令改正、通报批评、给予警告;对主要负责人、负有责任的主管人员和其他责任人员依法给予降级、撤职的行政处分;造成传染病传播、流行或者对社会公众健康造成其他严重危害后果的,依法给予开除的行政处分;构成犯罪的,依法追究刑事责任。

第五十条 医疗卫生机构有下列行为之一的,由卫生行政主管部门责令改正、通报批评、给予警告;情节严重的,吊销《医疗机构执业许可证》;对主要负责人、负有责任的主管人员和其他直接责任人员依法给予降级或者撤职的纪律处分;造成传染病传播、流行或者对社会公众健康造成其他严重危害后果,构成犯罪的,依法追究刑事责任:

(一)未依照本条例的规定履行报告职责,隐瞒、缓报或者谎报的;

(二)未依照本条例的规定及时采取控制措施的;

(三)未依照本条例的规定履行突发事件监测职责的;

(四)拒绝接诊病人的;

(五)拒不服从突发事件应急处理指挥部调度的。

第五十一条 在突发事件应急处理工作中,有关单位和个人未依照本条例的规定履行报告职责,隐瞒、缓报或者谎报,阻碍突发事件应急处理工作人员执行职务,拒绝国务院卫生行政主管部门或者其他有关部门指定的专业技术机构进入突发事件现场,或者不配合调查、采样、技术分析和检验的,对有关责任人员依法给予行政处分或者纪律处分;触犯《中华人民共和国治安管理处罚法》,构成违反治安管理行为的,由公安机关依法予以处罚;构成犯罪的,依法追究刑事责任。

第五十二条 在突发事件发生期间,散布谣言、哄抬物价、欺骗消费者,扰乱社会秩序、市场秩序的,由公安机关或者工商行政管理部门依法给予行政处罚;构成犯罪的,依法追究刑事责任。

第六章 附 则

第五十三条 中国人民解放军、武装警察部队医疗卫生机构参与突发事件应急处理的,依照本条例的规定和军队的相关规定执行。

第五十四条 本条例自公布之日起施行。

目标测试参考答案

第一章

1. B	2. B	3. D	4. E	5. E	6. E	7. D	8. D	9. B	10. A
11. D	12. A	13. B	14. A	15. B	16. E	17. C	18. B	19. C	20. D

第二章

1. B	2. D	3. D	4. C	5. D	6. C	7. B	8. D	9. C	10. E
11. E	12. C	13. C	14. C	15. E	16. B	17. E	18. C	19. C	20. A
21. C	22. C	23. D	24. A	25. E	26. A	27. B	28. A	29. A	30. C
31. A	32. E	33. D	34. D	35. B	36. C	37. B	38. D	39. A	40. D
41. C	42. B	43. C	44. A	45. D	46. E	47. A	48. A	49. E	50. B
51. E	52. E	53. D	54. C	55. D	56. B	57. D	58. A	59. B	60. B
61. B	62. D	63. C	64. E	65. A	66. C				

第三章

1. D	2. A	3. A	4. B	5. D	6. D	7. E	8. A	9. A	10. C
11. C	12. E	13. B	14. D	15. D	16. E	17. A	18. D	19. C	20. E
21. E	22. D	23. E	24. E	25. A	26. D	27. E	28. E	29. B	30. B
31. C	32. A	33. B							

第四章

1. D	2. D	3. E	4. D	5. D	6. A	7. B	8. A	9. C	10. D
11. D	12. C	13. D	14. B	15. B	16. C	17. E	18. A	19. B	20. A
21. E	22. B	23. A	24. B	25. D	26. B	27. A	28. A	29. D	30. B
31. C	32. C	33. A	34. A						

第五章

1. C	2. B	3. C	4. D	5. A	6. E	7. A	8. D	9. B	10. A
11. C	12. B	13. A	14. D	15. C	16. A	17. B			

第六章

1. B	2. E	3. C	4. E	5. C	6. C	7. C	8. C	9. C	10. D
11. C	12. E	13. D	14. D	15. E	16. E	17. C	18. D	19. C	20. B
21. D	22. D	23. C	24. A	25. C	26. E	27. D	28. D	29. A	30. E
31. B	32. C	33. A	34. A	35. D	36. B	37. C	38. A	39. E	40. D

《传染病防治》教学大纲

一、课程性质

《传染病防治》是中等卫生职业教育农村医学专业一门重要的专业选修课程。本课程主要内容包括传染病防治总论、病毒性传染病、细菌性传染病、性传播疾病、蠕虫感染性疾病、原虫感染性疾病。本课程的主要任务是使学生获得传染病防治的基本理论知识和基本防治能力。为从事基层公共卫生服务及传染病预防与控制工作打下必要的基础。

二、课程目标

通过本课程的学校学生能够达到下列要求：

（一）职业素养目标

1. 具有良好的职业道德，重视医学伦理，自觉尊重患者的人格，保护患者的隐私。

2. 具有良好的职业素养，能将预防和治疗疾病、促进健康、维护农村居民的健康利益作为自己的职业责任。

3. 具有严谨求实的科学态度和理论联系实际的学习方法。

4. 具有良好的人际沟通能力。

（二）专业知识和技能目标

1. 具有完成基层传染病防治工作所需的基本理论和基本知识。

2. 具有对基层常见传染病作出初步诊断与处理的能力。

3. 具有对农村常见传染病及重大传染病进行预防与管理的基本能力。

4. 具有开展农村社区传染病防治、健康教育及公共卫生工作的能力。

三、学时安排

教学内容	学时		
	理论	实践	合计
一、总论	3	2	5
二、病毒性传染病	10	1	11
三、细菌性传染病	7	1	8
四、性传播疾病	3		3
五、蠕虫感染性疾病	2		2
六、原虫感染性疾病	3		3
合计	28	4	32

四、教学内容与要求

单元	教学内容	教学目标		教学活动参考	参考学时	
		知识目标	技能目标		理论	实践
一、总论	（一）传染与免疫 （二）传染病的流行过程及影响因素 （三）传染病的特征 （四）传染病的诊断与治疗 （五）传染病的预防 实训1	熟悉 掌握 掌握 熟悉 熟悉	 能熟悉传染病院布局及管理、消毒、隔离技术	理论讲授 讨论教学 启发教学 PBL 教学 参观传染病院/传染病房	3	 2
二、病毒性传染病	（一）病毒性肝炎 1. 病原学 2. 流行病学 3. 临床表现 4. 实验室检查 5. 诊断与鉴别诊断 6. 治疗 7. 预防 （二）传染性非典型肺炎 1. 病原学 2. 流行病学 3. 临床表现 4. 实验室检查 5. 诊断与鉴别诊断 6. 治疗 7. 预防 （三）甲型 H1N1 流感 1. 病原学 2. 流行病学 3. 临床表现 4. 实验室检查 5. 诊断与鉴别诊断 6. 治疗 7. 预防	 熟悉 熟悉 掌握 熟悉 熟悉 了解 掌握 熟悉 熟悉 掌握 了解 了解 熟悉 掌握 熟悉 熟悉 掌握 了解 了解 熟悉 掌握		理论讲授 多媒体演示 PBL 教学	2 1 1	

续表

单元	教学内容	教学目标		教学活动参考	参考学时	
		知识目标	技能目标		理论	实践
	（四）人禽流行性感冒				1	
	1. 病原学	熟悉				
	2. 流行病学	熟悉				
	3. 临床表现	掌握				
	4. 实验室检查	了解				
	5. 诊断与鉴别诊断	了解				
	6. 治疗	熟悉				
	7. 预防	掌握				
	（五）艾滋病				2	
	1. 病原学	熟悉				
	2. 流行病学	熟悉				
	3. 临床表现	掌握				
	4. 实验室检查	了解				
	5. 诊断与鉴别诊断	了解				
	6. 治疗	了解				
	7. 预防	掌握				
	（六）肾综合征出血热				2	
	1. 病原学	了解				
	2. 流行病学	掌握				
	3. 临床表现	熟悉				
	4. 实验室检查	熟悉				
	5. 诊断与鉴别诊断	掌握				
	6. 治疗	了解				
	7. 预防	了解				
	（七）狂犬病				1	
	1. 病原学	熟悉				
	2. 流行病学	掌握				
	3. 临床表现	熟悉				
	4. 实验室检查	熟悉				
	5. 诊断与鉴别诊断	掌握				
	6. 治疗	了解				
	7. 预防	了解				
	实训2		能掌握疾病诊断的思维方法、能对病毒性肝炎提出初步诊断和预防方案	病案讨论		1

续表

单元	教学内容	教学目标		教学活动参考	参考学时	
		知识目标	技能目标		理论	实践
三、细菌性传染病	（一）伤寒			理论讲授多媒体演示PBL 教学	1	
	1. 病原学	熟悉				
	2. 流行病学	熟悉				
	3. 临床表现	掌握				
	4. 实验室检查	熟悉				
	5. 诊断与鉴别诊断	了解				
	6. 治疗	熟悉				
	7. 预防	掌握				
	（二）细菌性痢疾				1	
	1. 病原学	熟悉				
	2. 流行病学	熟悉				
	3. 临床表现	掌握				
	4. 实验室检查	熟悉				
	5. 诊断与鉴别诊断	掌握				
	6. 治疗	掌握				
	7. 预防	掌握				
	（三）鼠疫				1	
	1. 病原学	了解				
	2. 流行病学	熟悉				
	3. 临床表现	掌握				
	4. 实验室检查	了解				
	5. 诊断与鉴别诊断	了解				
	6. 治疗	熟悉				
	7. 预防	掌握				
	（四）霍乱				2	
	1. 病原学	熟悉				
	2. 流行病学	熟悉				
	3. 临床表现	掌握				
	4. 实验室检查	了解				
	5. 诊断与鉴别诊断	熟悉				
	6. 治疗	掌握				
	7. 预防	掌握				
	（五）流行性脑脊髓膜炎				1	
	1. 病原学	熟悉				
	2. 流行病学	熟悉				
	3. 临床表现	掌握				
	4. 实验室检查	了解				
	5. 诊断与鉴别诊断	了解				
	6. 治疗	了解				
	7. 预防	掌握				

续表

单元	教学内容	教学目标		教学活动参考	参考学时	
		知识目标	技能目标		理论	实践
	实训 3		能掌握疾病诊断的思维方法、能对菌痢提出初步诊断、治疗措施及预防方案			1
四、性传播疾病	（一）淋病			理论讲授多媒体演示PBL 教学	1	
	1. 病原学	熟悉				
	2. 流行病学	熟悉				
	3. 临床表现	掌握				
	4. 实验室检查	了解				
	5. 诊断与鉴别诊断	熟悉				
	6. 治疗	掌握				
	7. 预防	熟悉				
	（二）梅毒				1	
	1. 病原学	了解				
	2. 流行病学	熟悉				
	3. 临床表现	掌握				
	4. 实验室检查	了解				
	5. 诊断与鉴别诊断	熟悉				
	6. 治疗	熟悉				
	7. 预防	掌握				
	（三）尖锐湿疣				1	
	1. 病原学	了解				
	2. 流行病学	熟悉				
	3. 临床表现	熟悉				
	4. 实验室检查	熟悉				
	5. 诊断与鉴别诊断	掌握				
	6. 治疗	熟悉				
	7. 预防	掌握				
五、蠕虫感染性疾病	（一）日本血吸虫病			理论讲授多媒体演示PBL 教学	2	
	1. 病原学	熟悉				
	2. 流行病学	熟悉				
	3. 临床表现	掌握				
	4. 实验室检查	了解				
	5. 诊断与鉴别诊断	熟悉				

续表

单元	教学内容	教学目标		教学活动参考	参考学时	
		知识目标	技能目标		理论	实践
	6. 治疗 7. 预防 （二）棘球蚴病 1. 病原学 2. 流行病学 3. 临床表现 4. 实验室检查 5. 诊断与鉴别诊断 6. 治疗 7. 预防	熟悉 掌握 熟悉 熟悉 掌握 了解 了解 熟悉 掌握			1	
六、原虫感染性疾病	疟疾 1. 病原学 2. 流行病学 3. 临床表现 4. 实验室检查 5. 诊断与鉴别诊断 6. 治疗 7. 预防	熟悉 熟悉 掌握 了解 熟悉 熟悉 掌握		理论讲授 多媒体演示 PBL 教学	2	
合计					28	4

五、说明

（一）教学安排

本课程标准主要供中等卫生职业教育农村医学专业教学使用，第 5 学期开设，总学时为 32 学时，其中理论教学 28 学时，实践教学 4 学时。学分为 1.5 学分。

（二）教学要求

1. 本课程对知识部分教学目标分为掌握、熟悉、了解三个层次。掌握：指对基本知识、基本理论有较深刻的认识，并能综合、灵活地运用所学的知识解决实际问题。熟悉：指能够领会概念、原理的基本含义，解释现象。了解：指对基本知识、基本理论能有一定的认识，能够记忆所学的知识要点。

2. 本课程重点突出以岗位胜任力为导向的教学理念，在技能目标能：指能独立、规范地解决实践技能问题，完成实践技能操作，在教师的指导下能初步进行病案分析。

（三）教学建议

1. 本课程依据农村医学岗位的工作任务、职业能力要求，提倡项案例教学、任务教学、情境教学等方法，利用校内外实训基地，将学生的自主学习、合作学习和教师引导教学等教学组织形式有机结合。

2. 教学过程中，可通过期中、期末考试及课堂提问、作业、操作检查、实践报告等多种形式对学生的职业素养、专业知识和技能进行综合考评。应体现评价主体的多元化，评价过程的多元化，评价方式的多元化。评价内容不仅关注学生对知识的理解和技能的掌握，更要关注知识在临床实践中运用与解决实际问题的能力水平，重视职业素质的形成。

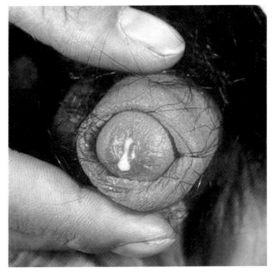

图 4-1-1　男性淋菌性尿道炎

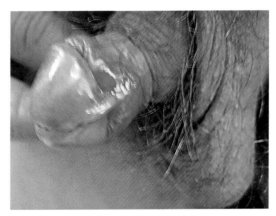

图 4-2-1　梅毒硬下疳

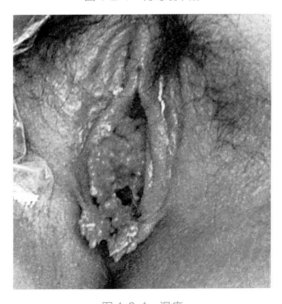

图 4-3-1　湿疣